Entgiftung

Entgiftung

Darm & Leber natürlich stärken

garant

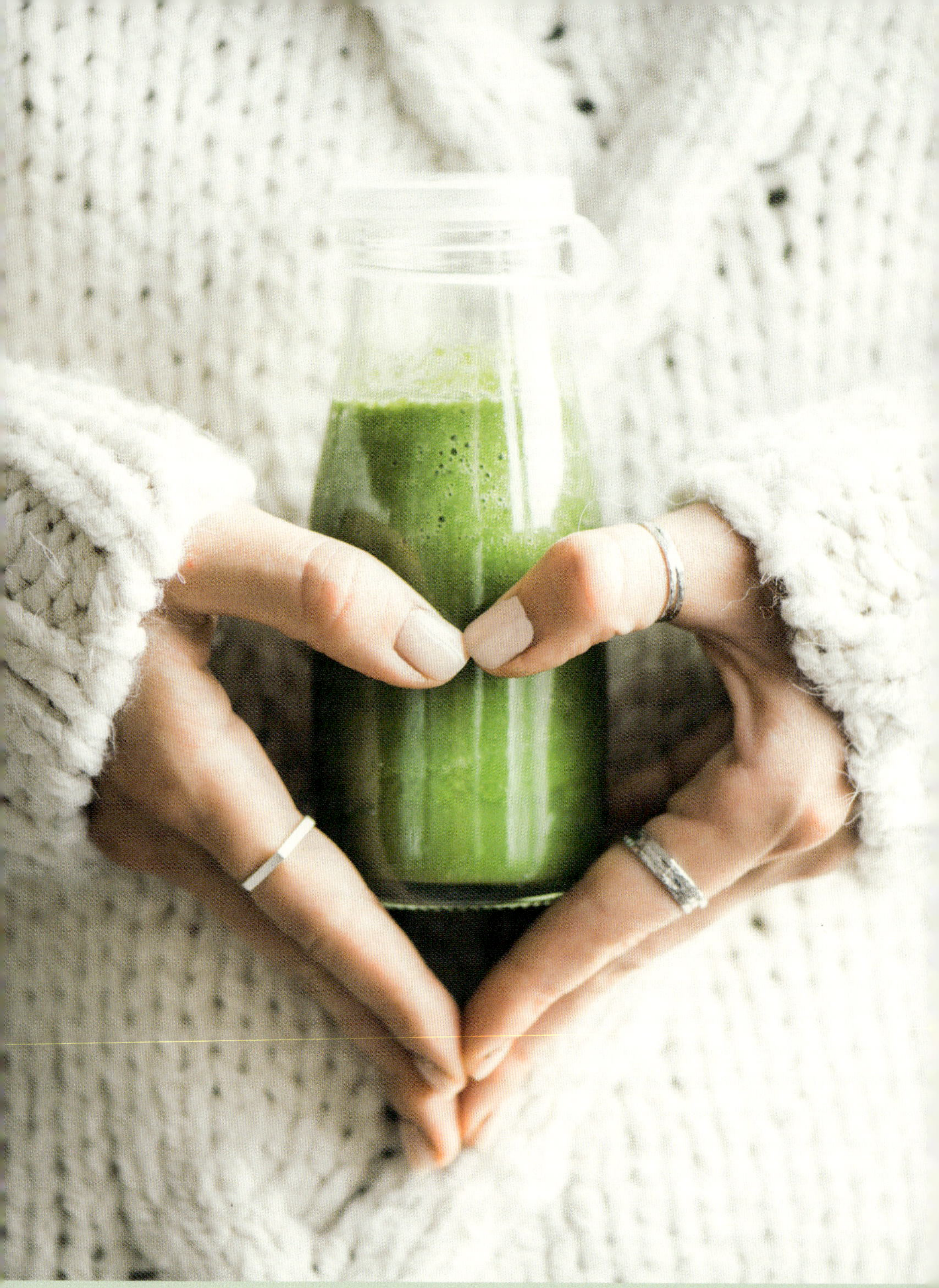

Inhalt

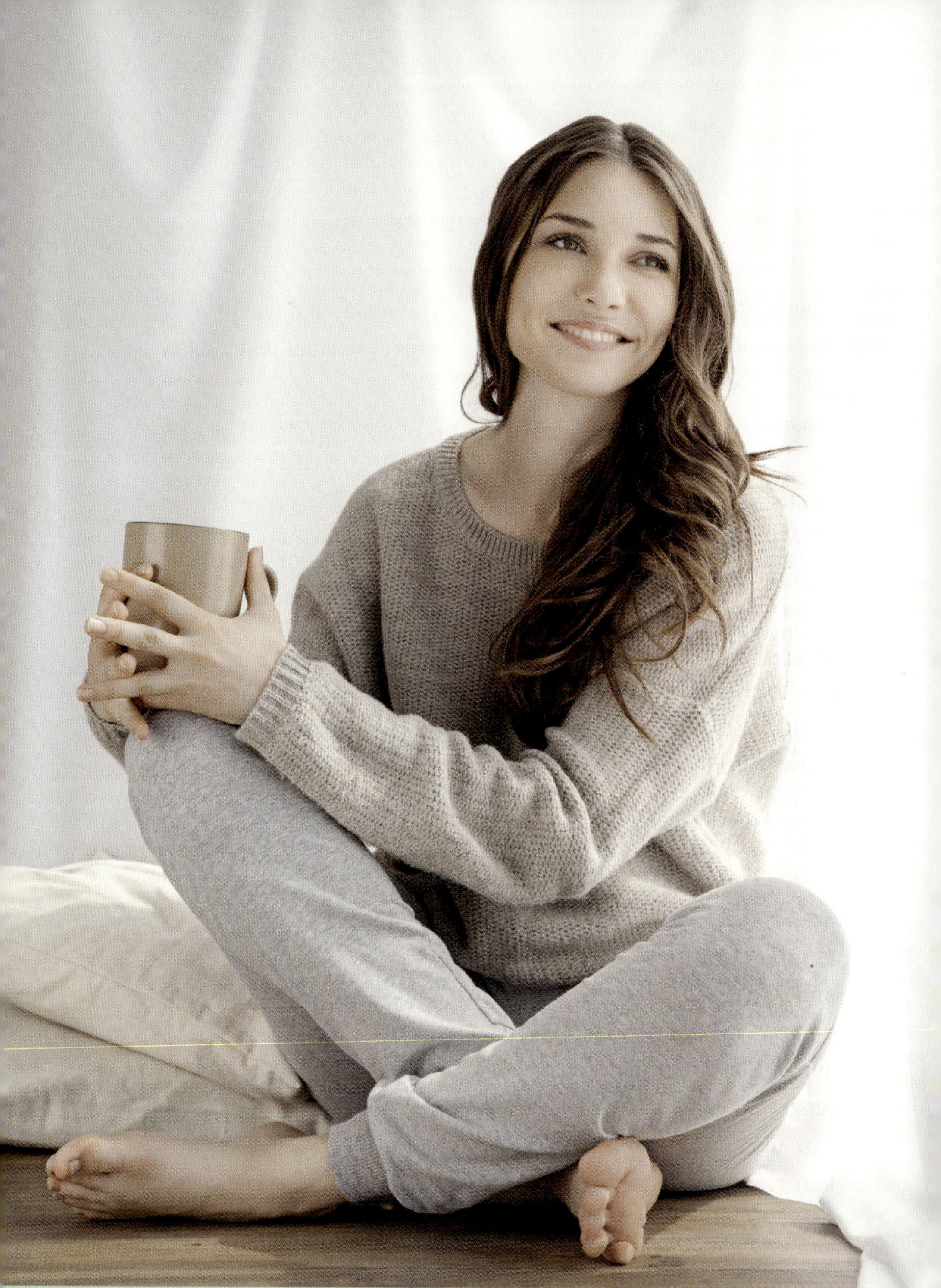

Vorwort

Fühlen Sie sich auch oft antriebslos, müde und ausgelaugt? Übergewicht, Verdauungsprobleme, schlechte Haut und zahlreiche körperliche Beschwerden ergänzen häufig das Bild. Jeden Tag müssen Körper und Geist Höchstleistungen vollbringen und auf Knopfdruck funktionieren. Dass das auf Dauer nicht ohne Auswirkungen bleibt, dürfte jedem klar sein. Doch ganz ehrlich: Denken Sie nicht auch manchmal daran, etwas kürzer zu treten, sich selbst etwas Gutes zu tun und Ihrem Körper mehr Aufmerksamkeit zu schenken? Meist wird das auf später verschoben, denn jetzt gerade fehlt die Zeit. Und oft auch das Geld. Doch mit den Tipps aus diesem Buch brauchen Sie keine teure Kur zu buchen, sondern können sich selbst im Alltag – auch mit Kleinigkeiten – etwas Gutes tun. Sie werden merken, wie wohltuend sanftes Entgiften ist und wie Ihr Körper Ihnen für die kleinen Aufmerksamkeiten dankt. Kommen Sie mit auf eine Reise, in der sich alles nur um Sie und um Ihr Wohlbefinden dreht. Lernen Sie Ihre Darmflora näher kennen, welchen Nutzen basenbildende Lebensmittel für Sie haben und warum es sich lohnt, täglich zu meditieren. Alles in allem ist sanftes Entgiften ein Rundum-Programm, an dessen Ende Sie sich fitter, leistungsfähiger und ausgeglichener fühlen. Und schließlich: Das Ende einer Entgiftungs-Kur kann auch ein Anfang sein. Denn was spricht dagegen, die für gut befundenen Tipps in Ihren Alltag zu integrieren? Lernen Sie Ihren Körper von einer neuen Seite kennen und gehen Sie dem „Mythos Schlacken“ auf den Grund.

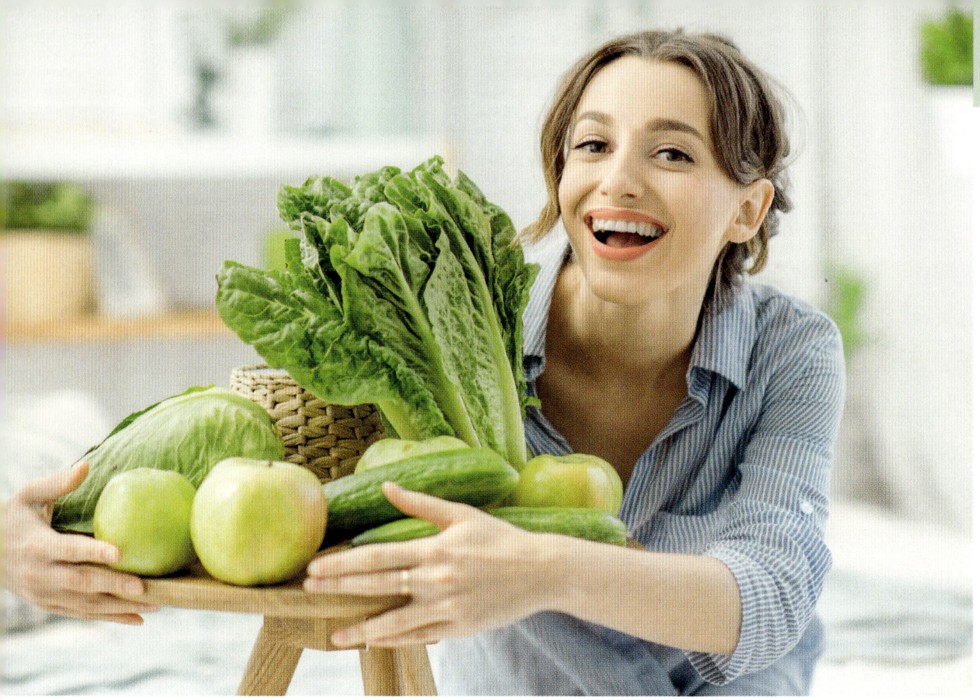

Was ist Detox?

Bei vielen Detox- und Fastenkuren ist die Rede davon, dass der Körper entgiftet und entschlackt werden muss. Die Schulmedizin steht dem allerdings skeptisch gegenüber. Je nachdem, wo Sie sich informieren heißt es entweder: „Schlacken gibt es nicht", „Vom Mythos entgiften" oder „Ein gesunder Körper kann sich selbst reinigen". Wer jedoch zu den Menschen gehört, die regelmäßig Detox-Kuren durchführen, hat sich bereits selbst vom Erfolg des sanften Reinigens überzeugt.

Was früher als „Frühjahrsputz" galt, wird auch heute noch praktiziert. Die ersten warmen Frühlingstage verlocken dazu, innen und außen gründlich aufzuräumen. Warum nicht auch den Darm mit einbeziehen und ihn einer Reinigungskur unterziehen? Schließlich muss er im Laufe eines Lebens sehr viel leisten. Neben einer oft ungesunden Ernährung mit Fertigprodukten, Zucker und Alkohol sind auch Umweltgifte, Nikotin und Stress eine Belastung. Natürlich entgiftende Maßnahmen sind daher eine Wohltat für den oft so nachlässig behandelten Körper. Beim Entschlacken wird zwar großer Wert auf die Darmgesundheit gelegt, darüber hinaus spielen aber auch Bewegung, Meditation und Selbstfürsorge eine wichtige Rolle. Viele Menschen unterziehen sich nicht nur im Frühjahr einer „Reinigungskur", sondern wiederholen das Ganze im Herbst nochmals. Auch zwischendurch ist es empfehlenswert, immer mal wieder ein „24-Stunden-Detox" oder ein „Wochenend-Detox" einzulegen. Wobei sich Detox nicht nur auf die Ernährung, sondern auch auf den Verzicht von ungesunden Gewohnheiten bezieht.

Medicus curat, natura sanat

„Der Arzt behandelt, die Natur heilt." Bis heute wird der Satz recht unterschiedlich interpretiert. In diesem Buch geht es um sanftes Entgiften, um die Selbstheilungskräfte des Körpers anzuregen und die natürlichen Heilkräfte zu stärken. Natürlichkeit, im Sinne von einfachen, nicht verarbeiteten Lebensmitteln, leichter Bewegung und positiven Gedanken, spielt hier eine wesentliche Rolle. Ob eine Entschlackung des Körpers sinnvoll ist oder nicht, muss letztendlich jeder für sich selbst entscheiden. Die Deutsche Gesellschaft für Ernährung (DGE) sagt sinngemäß dazu: „Im gesunden menschlichen Körper gibt es keine Ansammlung von Schlacken und Ablagerung von Stoffwechselprodukten. Nicht verwertbare Stoffe werden über Niere, Darm, Lunge, Haut oder Atmung ausgeschieden.“ Genau hier trennen sich die Meinungen. Denn welcher Körper ist schon vollkommen gesund? Alltagsstress, ungesundes Essen und zu wenig Bewegung hinterlassen ihre Spuren. Vielleicht nicht sofort, doch im Laufe eines Lebens wird ein ungesunder Lebensstil Auswirkungen zeigen. Sanftes Entgiften oder auch Detoxen und Entschlacken kann hier gegensteuern. Dabei handelt es sich um eine Reinigung des Körpers, aber auch des Geistes. Innehalten ist das Zauberwort. Sich auf sich selbst besinnen und sich Gutes tun. Ob dabei der Körper „entschlackt“ oder von „altem Ballast“ befreit wird, ist nicht entscheidend. Über die Wortwahl sollte man dabei nicht streiten. Denn viel wichtiger ist: Detox bedeutet übersetzt Entgiften. Und es ist wohl unbestritten, dass wir heute mit unserer Nahrung und über die Umwelt so viele Schadstoffe und Gifte aufnehmen, dass unser Körper bei der Reinigung jede Hilfe gebrauchen kann. Regelmäßig durchgeführte Detoxkuren können dazu beitragen, den Darm, die inneren Organe, aber auch die Haut von Giftstoffen zu befreien und zu reinigen. Schließlich muss der Körper in der Regel neben einer ungesunden Ernährung – oft mit stark verarbeiteten Lebensmitteln –, viel Fett und Zucker auch Nikotin, Alkohol, Umweltgifte und Stress verarbeiten. Darunter können auch die Haut und die Verdauung leiden. Zum Abnehmen sind Detoxkuren übrigens nicht gedacht, obwohl die meisten Menschen während dieser Zeit einige Pfunde verlieren.

Es spricht jedoch nichts dagegen, das sanfte Entgiften als Start in eine Ernährungsumstellung und eine andere Denkweise zu betrachten. Wenn Sie das neu erworbene Wissen in Ihren Alltag integrieren und Ihrem Körper Gutes tun, kommt das Ihrer Gesundheit in jedem Fall zugute.

Wie Schlacken entstehen

Schlacken sind Substanzen, die sich während des Stoffwechselprozesses im Körper ansammeln und nicht oder nur unzureichend ausgeschieden werden können. Die Gründe dafür sind vielfältig. Sei es, dass aufgrund von falscher Ernährung zu viele dieser Substanzen entstehen und/oder die körpereigenen Entgiftungsorgane wie Darm, Nieren & Co. überlastet oder in ihrer Funktion eingeschränkt sind. Übrigens: Unser Körper produziert laufend Stoffwechselabfallprodukte, die dann von unseren Zellen

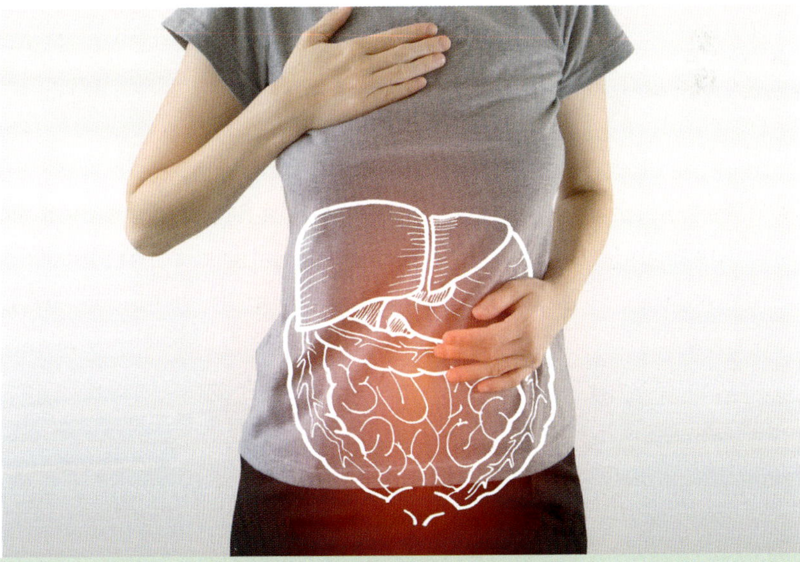

entsorgt werden. Dieser Prozess wird als Autophagozytose bezeichnet. Je besser das multifunktionale Recyclingsystem der Zellen funktioniert, desto gesünder sind Sie. Doch der Zellstoffwechsel kann durch vorhandene Schlacken gestört sein. Dann funktioniert er nicht mehr reibungslos. Dass das körpereigene Reinigungsprogramm heute viel mehr Aufgaben wahrnehmen muss, ist wohl unbestritten. Neben der Ernährung tragen immer mehr Umweltgifte zur Verschlackung bei. Denken wir hier nur an Chemikalien aus Lebensmitteln, Arzneimittelrückstände im Wasser oder Schadstoffe in Kosmetika. Auch Stress kann dazu beitragen, dass der Körper übersäuert und der Säure-Basen-Haushalt nicht mehr im Gleichgewicht ist. Hinzu kommt, dass es dem Körper heute oft an Nährstoffen fehlt. Ohne diese aber kann das Reinigungsprogramm nicht wie vorgesehen funktionieren. Denn auch wenn Sie täglich ausreichend frisches Gemüse essen, ist es wirklich immer gute

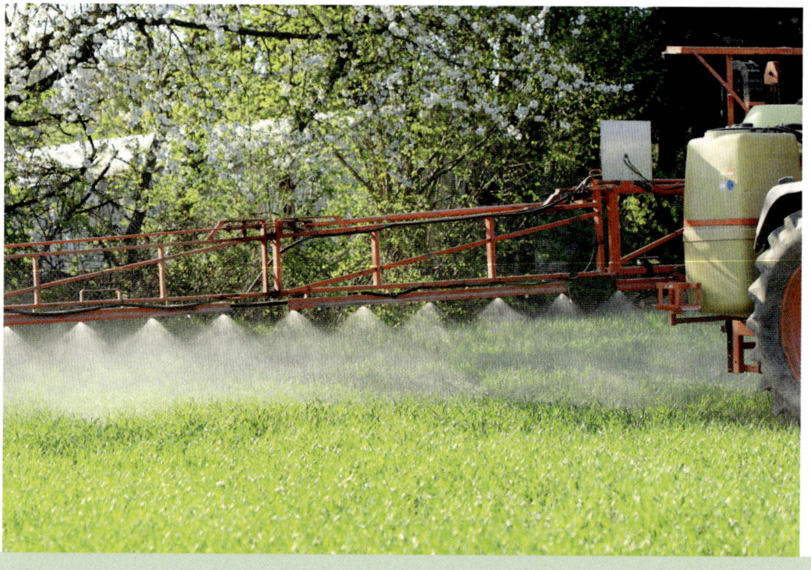

Bio-Qualität und ohne Pestizid-Rückstände? Und enthält es genügend Nährstoffe? Nährstoffe, die Ihr Körper braucht, um Schlacken abzubauen und gesund zu sein.

Was gibt es für Entgiftungs-Kuren?

Die innere Reinigung kann auf verschiedenen Wegen erfolgen. Allen gemeinsam ist dabei der Verzicht auf Nikotin, Alkohol, Zucker und weißes Mehl. Aber welche Detox-Möglichkeiten gibt es genau? Auf den nächsten Seiten werden Ihnen die populärsten Entgiftungs-Methoden kurz vorgestellt. Vom Detox mit Säften und Tees über das klassische Basenfasten bis hin zur uralten Tradition des Ayurveda gibt es viele Möglichkeiten, seinen Körper bei der Entgiftung zu unterstützen.

Detox mit einer Flüssigkeitskur

Eine sanfte Methode zum Entgiften ist die Flüssigkeitskur mit Smoothies, Säften, Suppen und Kräutertees. Das putzt den Darm, unterstützt die Verdauung und schenkt Ihnen mehr Energie. Bei dieser Entgiftungskur stehen nicht nur Wasser und Kräutertee auf dem Plan, sondern auch Obst- und Gemüsesäfte sowie Brühen und Suppen. Über den Tag verteilt trinken Sie zwei bis drei Liter Flüssigkeit. Diese Methode eignet sich prima für ein Wochenend-Detox, um fit in die neue Woche zu starten. Ergänzt wird die Kur idealerweise durch leichte Bewegung und wohltuende Massagen.

Als Diät sollten Sie die Kur allerdings nicht ansehen. Zwar werden Sie vielleicht ein paar Pfunde verlieren, doch das steht beim sanften Entgiften nicht im Vordergrund. Vielmehr ist die Flüssigkeitskur eine Möglichkeit, Darm und Verdauung zu unterstützen und die bisherige Ernährungsweise zu überdenken. Bevor Sie beginnen, stellen Sie Ihren Körper auf die bevorstehenden Entgiftungstage ein. Zwei, drei Tage vorher verzichten Sie auf Alkohol, Nikotin und Kaffee sowie auf alle Speisen, die Ihren Magen unnötig belasten. Smoothies, Säfte, Suppen und Tees können Sie nach Belieben wählen, wobei Sie grünen Smoothies, milden Säften und Suppen und Kräutertees den Vorzug geben sollten. So können Sie z. B. mit einem Detox-Smoothie (siehe S. 152) in den Tag starten, mittags eine Rote-Bete-Suppe (siehe S. 120) genießen und den Abend mit einer schönen Kanne ayurvedischem Gewürztee (siehe S. 166) ausklingen lassen. Möchten Sie eine reine Tee-Kur machen, wechseln Sie zwischen den Teesorten ab und gestalten Sie die Kur abwechslungsreich.

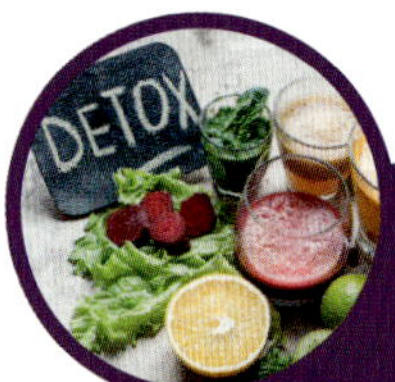

Beispiel für eine Tee-Kur

Starten Sie morgens mit grünem Tee in den Tag und regen Sie Ihren Stoffwechsel an. Mate-Tee wirkt zusätzlich appetithemmend. Über den Tag verteilt empfehlen sich beispielsweiae spezielle Entschlackungstees, Brennnesseltees und Kräutertees. Beschließen Sie den Tag mit säureausgleichendem Rooibostee oder einem Basen-Kräutertee. Kaufen Sie für Ihre Flüssigkeitskur hochwertige Qualität und tun Sie sich selbst etwas Gutes.

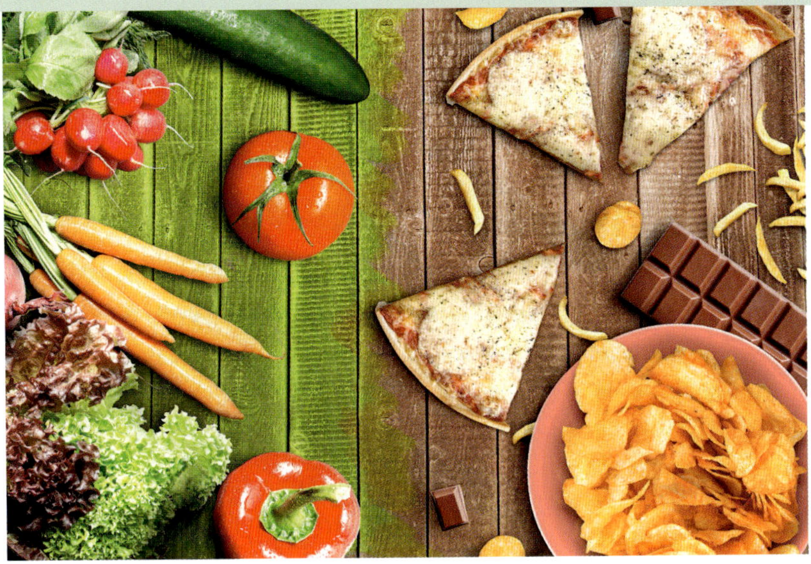

Basenfasten

Entzündungen und Krankheiten können Säuren und Basen im Körper aus dem Gleichgewicht bringen. Auch eine falsche Ernährung über einen längeren Zeitraum hat Einfluss auf die Übersäuerung des Körpers. Eine einzelne „saure“ Mahlzeit ist in der Regel unbedenklich. Problematisch wird es, wenn der Körper durch eine einseitige Ernährung mit viel tierischen Produkten und Getreide und zu wenig basenbildenden Lebensmitteln belastet wird. Säurebildner sind u.a. alle tierischen Eiweiße aus Fleisch, Fisch, Ei, Milch und Milchprodukten. Ebenso Getreidearten und Getreideprodukte wie Brot und Nudeln, Zucker, Süßigkeiten, Kaffee, Limonaden und Alkohol. Zu den Basenbildnern zählen nahezu alles Pflanzliche wie Gemüse und Kräuter, Obst, Pilze, Samen, Kerne und Keimlinge und einige Nussarten wie Walnüsse. Basenfasten ist eine gute Möglichkeit, Ihren Säure-

Basen-Haushalt wieder ins Gleichgewicht zu bringen. Und: Beim Basenfasten dürfen Sie essen. Auch wenn es sich dem Namen nach um eine Fastenkur handelt, dreht sich hier doch alles um sanftes Entgiften. Deshalb heißt es Genuss statt Verzicht. Alle Lebensmittel, die basisch verstoffwechselt werden, dürfen Sie roh, gedünstet oder gekocht verzehren. Kaufen Sie Obst und Gemüse am besten saisonal. Denn dann ist die entsäuernde Wirkung besonders gut. Unreifes Obst – wie es außerhalb der Saison oft in die Läden kommt – ist nicht basisch. Ob Rohkost für Sie geeignet ist, sollten Sie selbst austesten. Falls Sie es nicht gewohnt sind oder ein empfindliches Verdauungssystem haben, werden Sie Rohkost anfangs vielleicht schlechter vertragen. Verzehren Sie dann während des Basenfastens Obst und Gemüse am besten gedünstet. Aber auch Menschen, die sich nach einer Rohkostmahlzeit fit fühlen, sollten eines beachten: nie

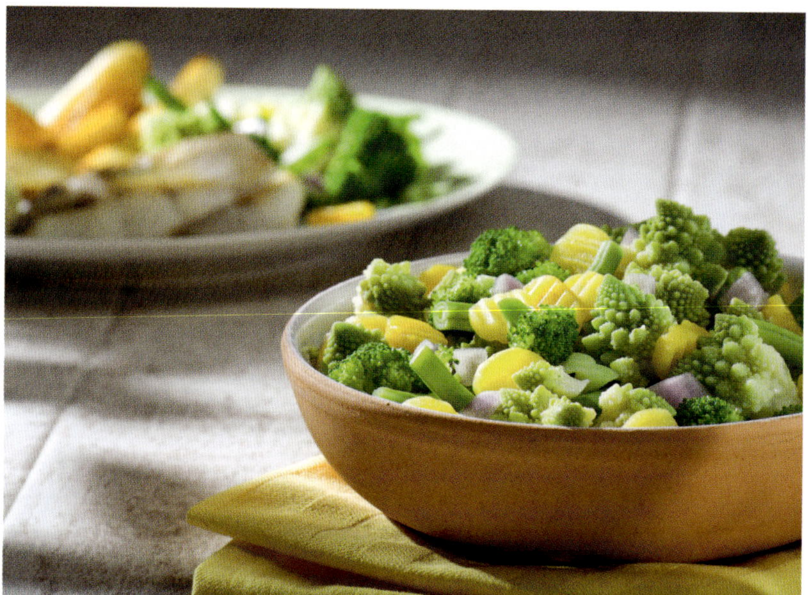

abends Rohkost essen. Denn auch wenn Rohkost gesund ist, für den Darm bedeutet es Schwerstarbeit. Einige Menschen reagieren darauf mit Blähungen, Druck im Bauchraum oder Bauchschmerzen. Ihr wohlverdienter Schlaf wäre so gestört. Rohkost-Mahlzeiten sollten Sie daher als Mittagessen planen. Basenfasten ist prima für eine Wochenkur geeignet, wobei Sie z. B. zum Frühstück rohes oder gedünstetes Obst mit Nüssen essen oder sich einen Smoothie mixen. Mittags gibt es einen bunten Salat oder ein Gemüsegericht mit gesunden Keimlingen, angereichert mit hochwertigem Pflanzenöl. Abends darf es eine leicht verdauliche Gemüsesuppe oder auch gedünstetes Gemüse sein. Zusätzlich trinken Sie über den Tag verteilt ca. 2,5–3 Liter Wasser und Kräutertee. Auf Zwischenmahlzeiten sollten Sie wenn möglich verzichten. Ergänzen Sie die Basenfastenwoche durch basische Bäder, ausreichenden Schlaf und eine ruhigere und stressfreie Lebensweise.

Ayurvedisches Entgiften

Die aus Indien stammende Gesundheitslehre Ayurveda hat in den letzten Jahren auch hierzulande viele Anhänger gefunden. Das ist nicht verwunderlich, denn die Therapien von Ayurveda lassen sich sowohl zur Vorbeugung und Heilung von Krankheiten als auch zur Revitalisierung und zum Entschlacken einsetzen. Die Jahrtausende alte Heilkunst geht davon aus, dass Körper, Seele und Geist als eine Einheit betrachtet werden müssen, wobei auch die Umwelt mit einbezogen wird. Die Anwendungen gehen über Ernäh-

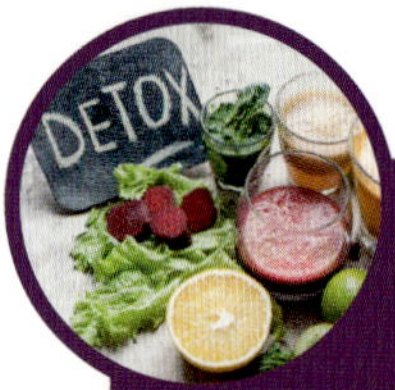

Die ayurvedische Panchakarma-Kur

Für Panchakarma sollten Sie zumindest zwei, idealerweise drei Wochen einplanen. Am Anfang einer Panchakarma-Therapie steht immer die Untersuchung durch einen Ayurveda-Arzt. Dieser beurteilt den Zustand der Doshas, bestimmt Ihren Konstitutionstyp und erstellt auf dieser Grundlage einen individuell abgestimmten Behandlungsplan. Generell unterteilt sich eine Panchakarma-Therapie in drei Phasen – vorbereitende Maßnahmen (Purvakarma), Hauptbehandlungen (Panchakarma) und Nachbehandlung (Paschatkarma). Entgiftet wird mit Öl (Massagen und Einläufe), Kräutern und Tees. Für die Darmreinigung werden Öl und Ghee genutzt.

rung und verschiedene Reinigungstechniken wie Ölmassagen weit hinaus und werden mit Yoga und Meditation kombiniert. Um den Körper von schädlichen Ablagerungen zu befreien und das Gleichgewicht der Doshas – Vata, Pitta und Kapha – wieder herzustellen, wird eine spezielle Reinigungskur empfohlen, die Panchakarma-Kur. Wenn Sie sich für ayurvedisches Entgiften interessieren, gibt es neben Ayurveda-Zentren in Indien und Sri Lanka mittlerweile auch in Europa einige Resorts, in denen Sie Ayurveda-Behandlungen buchen können. Zum „Hineinschnuppern" zu Hause probieren Sie doch einmal einen ayurvedischen Tag aus: Stehen Sie früh auf, reinigen Sie Zunge und Zähne und verwöhnen Sie sich selbst – oder bitten Ihren Partner – mit einer wohltuenden Abhyanga-Massage. Trinken Sie warmes Zitronenwasser mit Honig und genießen Sie anschließend ein ayurvedisches Hirse-Frühstück (siehe S. 108). So starten Sie kraftvoll und ausgeglichen in den Tag. Mittags nehmen Sie Ihre Hauptmahlzeit, bestehend aus Reis, Dhal und Gemüse, zu sich. Empfehlenswert ist auch ein ayurvedisches Kitchari (siehe S. 146). Abends lassen Sie den Tag mit Yoga oder Meditation ausklingen, auch ein leichter Spaziergang wirkt entspannend. Die letzte Mahlzeit des Tages sollte sättigen, ohne zu beschweren, damit Sie ruhig schlafen können. Essen Sie eine leichte Suppe oder ein Gemüsegericht. Über den Tag verteilt trinken Sie Kräutertee oder warmes abgekochtes Wasser. Abends vor dem Schlafengehen empfiehlt sich eine Tasse Goldene Milch (siehe S. 164). Hat Ihnen dieser Tag gutgetan und möchten Sie diese Erfahrung bald wiederholen? Dann legen Sie doch regelmäßig ein Ayurveda-Detox-Wochenende ein. Lassen Sie Ihren Dosha-Typ bestimmen und essen Sie an diesem Entgiftungs-

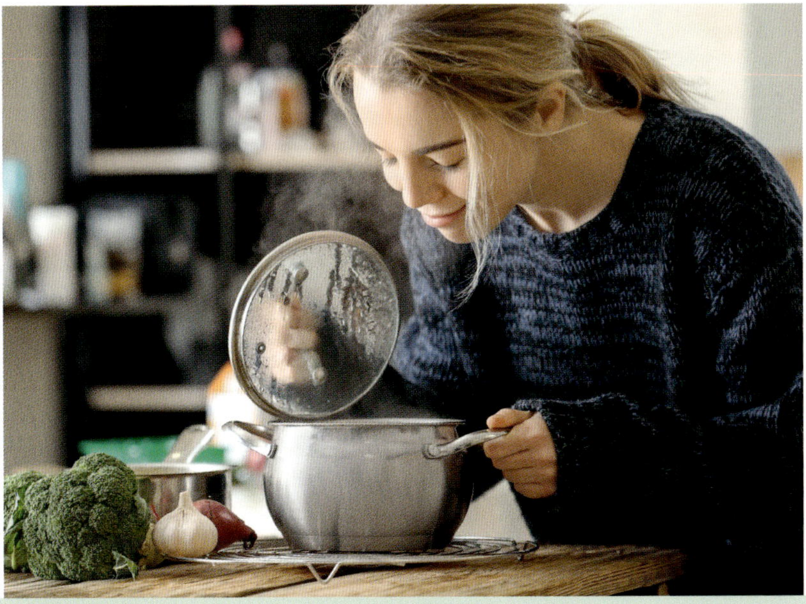

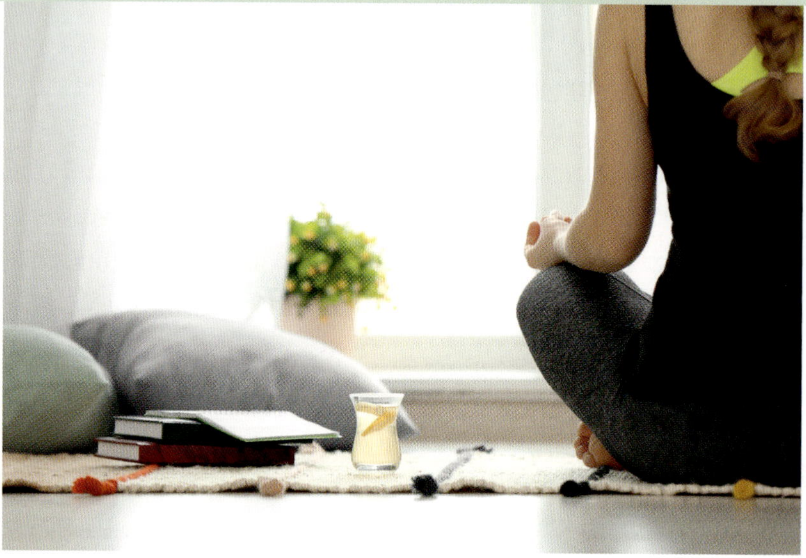

Wochenende nur zum eigenen Dosha passende Lebensmittel. Trinken Sie Wasser und Kräutertees, bauen Sie Bewegung und Entspannung in Ihr Wochenend-Programm ein und gönnen Sie sich außerdem basische Fußbäder. Das entgiftet zusätzlich.

Entgiften mit Schüßler-Salzen

Schüßler-Salze können bei den verschiedensten Beschwerden den Körper wieder ins Gleichgewicht bringen. Das Therapieverfahren mit Mineralstoffen, das der Oldenburger Arzt Dr. med. Wilhelm Schüßler vor rund 140 Jahren entwickelte, unterstützt auch das Entgiften. Manche Salze sind besonders gut für eine Detox-Kur geeignet. Nehmen Sie die Schüßler-Salze vor den Mahlzeiten –beispielsweise ergänzend zum Basenfasten – ein und lassen Sie die Tabletten im Mund zergehen. Wichtig ist wie bei allen Detox-Kuren, dass Sie zusätzlich genügend trinken. Wenn Sie noch keine Erfahrung bei der Einnahme von Schüßler-Salzen haben, sollten Sie sich bei der Dosierung an den Rat eines Therapeuten halten. Auch die Angaben der Packungsbeilage sind bei der richtigen Dosierung hilfreich. Da die Einsatzbereiche der Salze sehr vielfältig sind, unterscheiden sich die Einnahmeempfehlungen je nach Beschwerdebild und Anwendungsbereich.

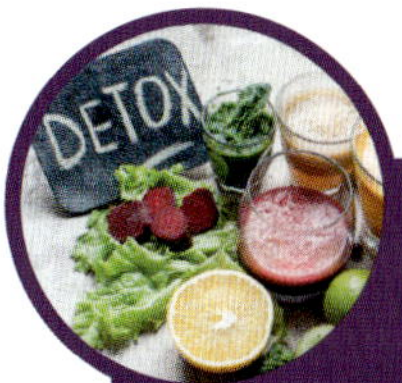

Welche Schüßler-Salze unterstützen die Entsäuerung?

- Salz Nr. 6 – Kalium sulfuricum (Kaliumsulfat) D6:
  Das Salz unterstützt den Körper beim Abbau und der Ausscheidung von Schlacken.
- Salz Nr. 9 – Natrium phosphoricum (Natriumphosphat) D6:
  Es mindert säurebedingte Beschwerden und sorgt für einen funktionierenden Stoffwechsel. Zudem ist es hilfreich für das Säure-Basen-Gleichgewicht im Körper.
- Salz Nr. 10 – Natrium sulfuricum (Natriumsulfat) D6:
  Es aktiviert Darm und Lymphe und dient der Ausscheidung von Säuren und Giftstoffen. Zudem unterstützt es die Leber beim Entgiften und regt den Stoffwechsel an. Natriumsulfat ist auch als „Glaubersalz" bekannt, das vor allem bei Fastenkuren zum Abführen benutzt wird.
- Salz Nr. 11 – Silicea (Kieselsäure) D12:
  Dieses Salz ist auch als „Schönheitssalz" bekannt und entgiftet Bindegewebe, Nieren und Haut. Zudem festigt es das Bindegewebe, kräftigt die Haare und stärkt die Nägel.

Mentales Entgiften

Während des Entgiftens sollten Sie nicht nur Ihren Körper verwöhnen, sondern auch Seele und Geist etwas Ruhe gönnen. Geben Sie Ihren Sinnen eine Auszeit und umgeben Sie sich mit positiven Wahrnehmungen. Blenden Sie schlechte Nachrichten aus, erlernen Sie Übungen für positives Denken und widmen Sie einige Minuten am Tag der Meditation. Auch wenn dies alles Neuland für Sie ist, entdecken Sie während Ihrer Entgiftungskur neue Wege, um mit Stress umzugehen und um angenehme Dinge in Ihren Alltag zu integrieren. Nutzen Sie die Zeit, um einmal in sich hineinzuhören, was Ihnen guttut. Vielleicht waren Sie früher gerne schwimmen oder konnten bei Spaziergängen im Wald so richtig abschalten. Manche Menschen ziehen sich auch gerne in eine ruhige Ecke zurück, schlagen ein Buch auf und sind dann für ihre Umwelt nicht mehr ansprechbar. Auch das ist eine Form der Entspannung, die Ihnen helfen kann, mit dem stressigen Alltag besser umzugehen. Vielleicht wenden Sie jetzt ein, Ihnen fehlt dafür die Zeit. Aber wenn Sie dieses Buch lesen, suchen Sie sicherlich nach Wegen, sich selbst etwas Gutes zu tun. Sport, Yoga und Meditation helfen Ihnen ebenso beim mentalen Entgiften wie ausreichender Schlaf. Und wussten Sie, dass Sie leichter abnehmen, wenn Sie ausreichend lange schlafen? Auch das ist ein Aspekt, der für guten Schlaf spricht. Sie können übrigens auch im Bett meditieren, vielleicht schlafen Sie dann sogar besser ein. Probieren Sie es aus! Und noch ein kleiner Hinweis zum Schluss: Geht es Ihrem Darm gut, schlafen Sie besser. Denn je mehr gesundheitsfördernde Bakterien sich in Ihrem Darm befinden, desto positivere Signale senden diese nachts an Ihr Gehirn und lassen Sie besser schlafen. Und zuletzt: Schlafen macht schön. Schließlich werden dann neue Kollagenfasern hergestellt, in die Hautzellen eingebaut und der gesamte Körper regeneriert sich. Sie sehen also, auch nachts läuft das körpereigene Programm auf Hochtouren. Unterstützen Sie es dabei, indem Sie Aufregungen vor dem Schlafengehen vermeiden (dazu gehören auch spannende Filme und Nachrichtensendungen), und wachen Sie morgens gut erholt auf.

Worauf beim sanften Entgiften achten?

Bei dieser Art des Entgiftens liegt der Fokus auf „sanft“. Hierbei geht es nicht um anstrengende Fastenkuren mit harten Darmreinigungen und zahlreichen Supplementen,

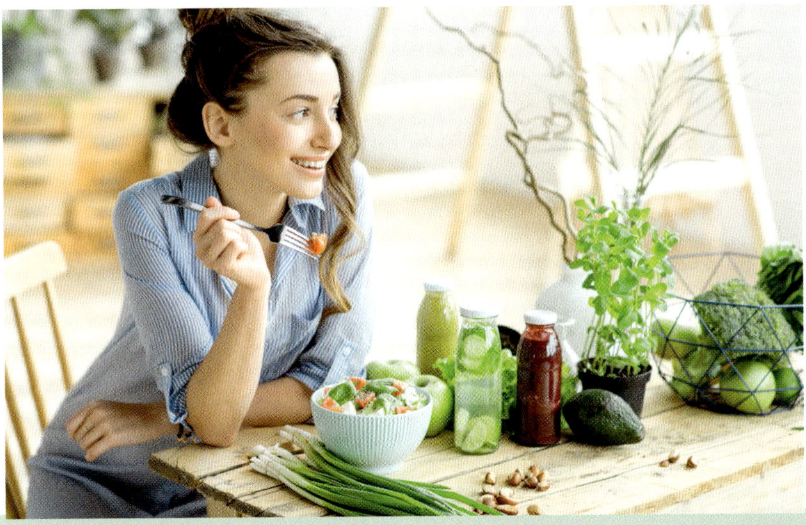

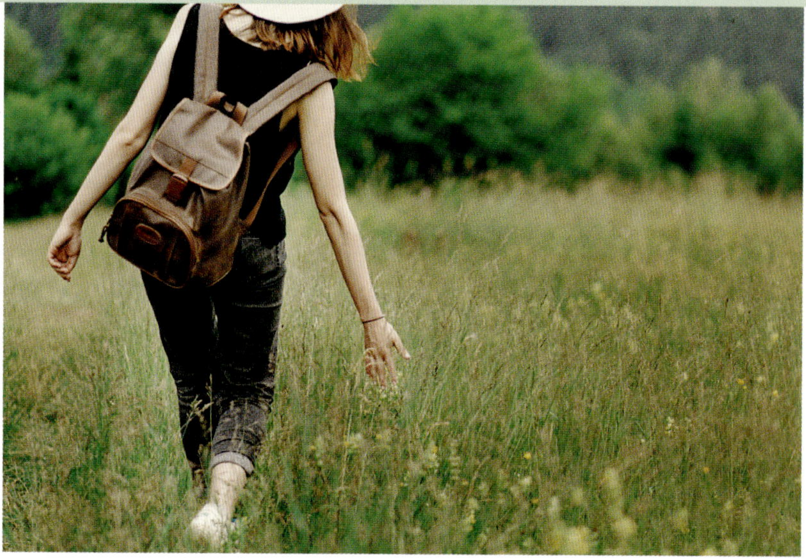

sondern Sie konzentrieren sich vielmehr auf alles, was Ihrem Körper und Ihrem Geist guttut. Dazu gehören gesunde und reinigende Lebensmittel und Getränke, sanfte Sportarten wie Yoga und langsame Spaziergänge. Auch die innere Einstellung spielt eine Rolle. Jeder, der vorhat, sich einer Entgiftungskur zu unterziehen, sollte den richtigen Zeitpunkt planen. Gönnen Sie sich in dieser Zeit Ruhe, nehmen Sie Ihre Bedürfnisse wahr und entwickeln Sie einen achtsamen Blick auf sich selbst. Selbstfürsorge ist eine Grundlage für ein glückliches, gesünderes Leben. Beachten Sie die eigenen Grenzen und überfordern Sie sich während des Entgiftens nicht. Der Wechsel aus Anspannung durch Bewegung und Entspannung durch Yoga und Meditation bringt Ihnen körperliche und seelische Ausgeglichenheit. Sie müssen nicht alle vorgeschlagenen Methoden auf einmal ausprobieren, wählen Sie einfach die Dinge aus, die Ihnen angenehm und praktikabel erscheinen. Übernehmen Sie dann noch einige lieb gewordene Gewohnheiten aus der Entgiftungskur in Ihren Alltag, werden Sie sicherlich davon profitieren. Setzen Sie sich aber nicht unter Stress, sondern gehen Sie alles in Ruhe an.

Wie sollte man sich auf das Entgiften vorbereiten?

Je besser vorbereitet Sie in Ihre Detox-Kur starten, desto besser wird sie funktionieren. Dabei ist es egal, ob Sie „nur" ein Wochenende oder gleich eine 7-Tage-Entgiftungskur planen. Ist „Detoxen" neu für Sie, empfiehlt es sich, erst einmal mit einem Kurzprogramm anzufangen. Setzen Sie sich nicht unter Druck und wählen Sie einen Zeitabschnitt, in dem Sie ausreichend Ruhepausen haben. Termindruck und zu viel negativer Stress sind dem Entgiften nicht förderlich. Viel besser ist es, an einem Wochenende zu beginnen oder an freien Tagen, an denen Sie sich ganz sich selbst wid-

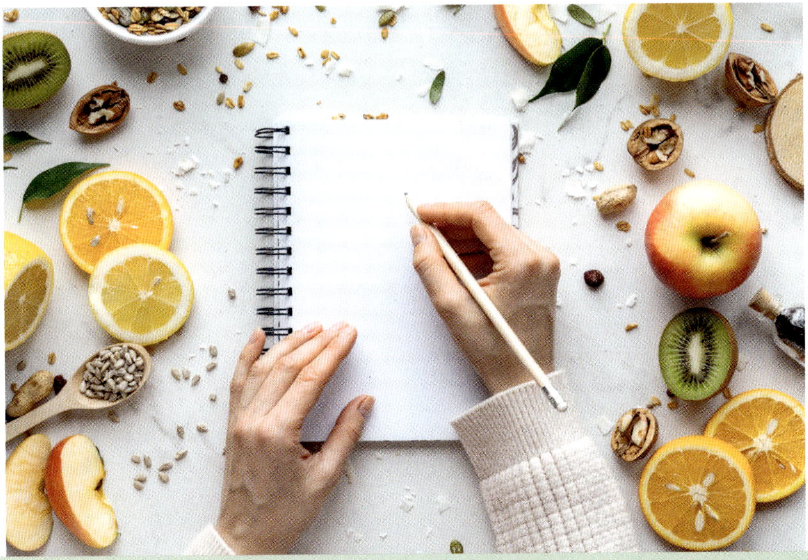

men können. Das hat einige Vorteile: Fühlen Sie sich am ersten und zweiten Tag etwas schlapp, dann können Sie sich ausreichend Ruhe gönnen. Wenn Sie normalerweise viel Kaffee trinken, ist es ratsam, ein paar Tage vor Beginn Ihrer Entgiftung den Kaffeekonsum einzuschränken. Manche Menschen reagieren auf Koffeinentzug mit Müdigkeit oder Kopfschmerzen. Das mindert das Wohlfühlgefühl beim Detoxen und sorgt manchmal bereits am ersten Entgiftungstag für schlechte Laune. Besser ist es daher, schon eine Woche vorher Kaffee, Alkohol und Nikotin zu reduzieren bzw. wegzulassen, damit der Körper etwas Zeit hat, sich an die Umstellung zu gewöhnen. Entzugserscheinungen werden auch dann nicht ausbleiben, aber Sie können Ihre Entgiftungskur dann viel unbelasteter beginnen. Je nachdem, ob Sie eine Flüssigkeitskur, Entgiften mit Schüßler-Salzen oder Basenfasten ausprobieren möchten, brauchen

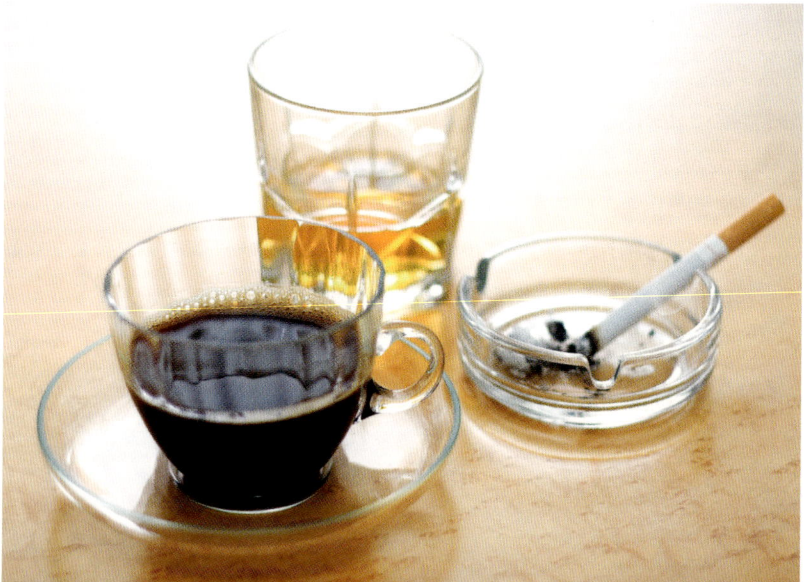

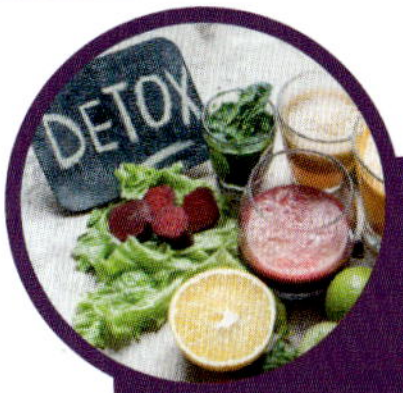

Den Arzt mit ins Boot holen

Haben Sie noch nie entgiftet und/oder fühlen Sie sich unsicher, ist ein vorheriger ärztlicher Check-up ratsam. Ein Arztbesuch empfiehlt sich auch für alle, die regelmäßig Medikamente einnehmen und/oder unter Vorerkrankungen leiden. Sind Sie gesund und erfahren beim Entgiften, kennen Sie vielleicht sogar einen Therapeuten, der mit einer Entgiftungsmethode gute Erfahrungen gemacht hat und Ihnen bei auftauchenden Fragen zur Seite stehen kann.

Sie einige grundlegende Dinge. Schreiben Sie Kräutertees, bestimmte Schüßler-Mineralien oder benötige Lebensmittel auf Ihren Einkaufsplan, und kaufen Sie rechtzeitig ein. So vermeiden Sie zu viel Stress während des Entgiftens. Allgemein sollten Sie versuchen, negativen Stress während des Entgiftens zu vermeiden. Das gelingt leichter, wenn Sie nicht arbeiten und keine Termine wahrnehmen müssen. Auch der ständige Blick ins Smartphone sollte beim Entgiften tabu sein. Stellen Sie sich darauf ein, dass nicht nur Ihr Körper, sondern auch Ihr Geist von Ballast gereinigt wird. Ihr Gefühlswelt kann durcheinanderkommen, oft werden positive Gefühle wiederentdeckt oder verstärkt. Spaziergänge in der Natur helfen, das emotionale Gleichgewicht zu stabilisieren. Sie werden während des Entgiftens spüren, was Ihnen guttut, und entdecken vielleicht die ein oder andere lieb gewordene, aber fast vergessene Freizeitbeschäftigung wieder. Yoga, autogenes Training oder Meditation sind hilfreiche Begleiter während Ihrer Entgiftungszeit.

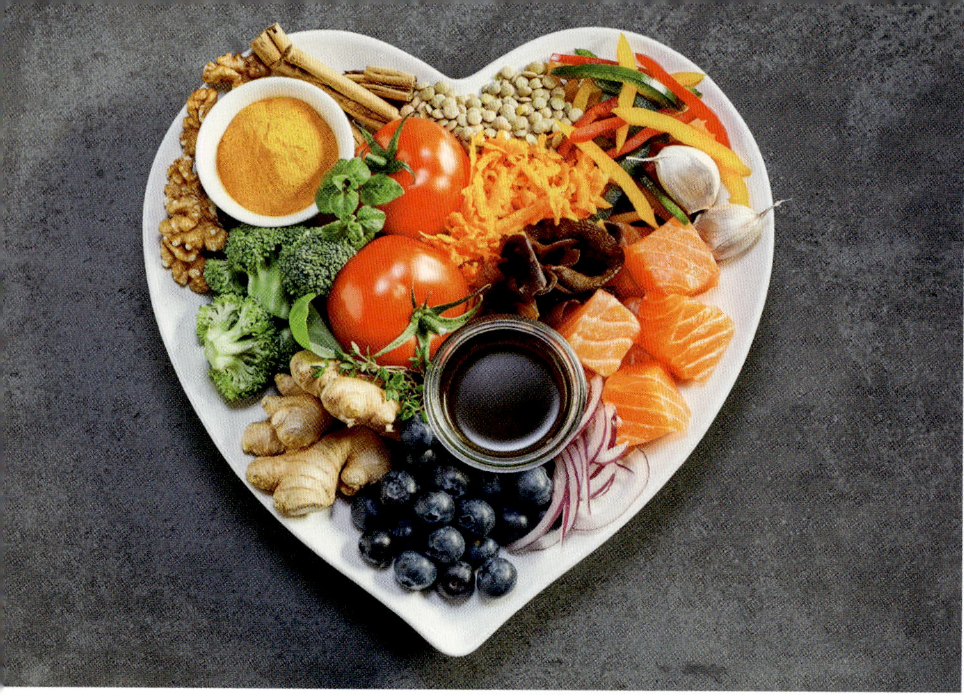

Ernährung & Wohlbefinden

Die Ernährungswissenschaft ist keine Erfindung der Neuzeit. Schon in der Antike wurde gesunde Ernährung als eine wichtige Voraussetzung für ein glückliches und gesundes Leben angesehen. Zu Zeiten von Hippokrates spielte die Ernährung sogar eine Hauptrolle bei der Behandlung von Krankheiten. Was wir essen, beeinflusst aber nicht nur unseren Körper, sondern auch die Psyche.

Wurde diese These von der modernen Schulmedizin lange für abwegig gehalten, hat sich das in den letzten paar Jahren geändert. Heute wird der Zusammenhang zwischen Ernährung und Wohlbefinden von vielen Wissenschaftlern erforscht. Und dass Körper und Psyche keine unabhängig voneinander existierenden Einheiten sind, die man getrennt voneinander betrachten kann, wird immer deutlicher.

Mit dem richtigen Essen glücklicher sein

So gibt es Stoffe in der Nahrung, die unmittelbar auf das Gehirn wirken. Auch der Magen-Darm-Trakt, der mit einem komplexen Nervengeflecht durchzogen ist, hat einen direkten Einfluss auf die Gefühlszentren im Gehirn. Ebenso reagiert das Immunsystem auf das, was wir essen. So ist es nicht verwunderlich, dass der Verdauungstrakt immer mehr in den Mittelpunkt von Forschungen rückt, auch im Hinblick auf die Gemütslage. Mittlerweile existieren einige Studien, die eine positive Wirkung von Omega-3-Fettsäuren – die unter anderem in Fisch wie Lachs, Hering und Makrele enthalten sind – bei der Behandlung von Depressionen zeigen. Denn Bauch und Kopf reagieren aufeinander und tauschen untereinander Signale aus. Denken wir hier nur an die Neurotransmitter Serotonin und Noradrenalin. Neurotransmitter sind Botenstoffe, durch die sich die Nervenzellen miteinander verständigen. Sind diese im Ungleichgewicht, ist das Wohlbefinden beeinträchtigt. Beispiel: Serotonin-Mangel. Vorstufe des Neurotransmitters Serotonin sowie des Hormons Melatonin ist die essenzielle Aminosäure L-Tryptophan. Beide Verbindungen sind im Körper an vielen Prozessen beteiligt und regeln u.a. das Schmerzempfinden, den Appetit, den Schlaf-Wach-Rhythmus und

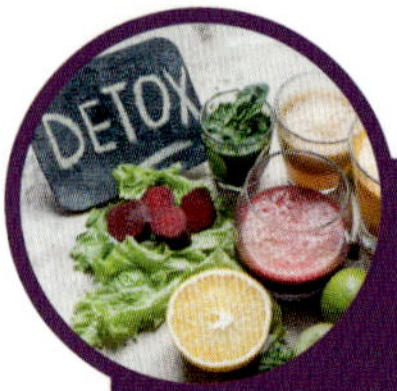

Iss dich glücklich!

Tryptophan konkurriert mit einigen anderen Aminosäuren um den Transport ins Gehirn. Damit es diesen Weg schafft, braucht es einige Voraussetzungen. Dies umfassend zu behandeln, würde allerdings den Rahmen dieses Buches sprengen. Auch ohne sich ausführlich mit dieser Thematik zu beschäftigen, können Sie einiges tun, um Ihr Wohlbefinden zu steigern. Essen Sie viel Gemüse, wenig Lebensmittel mit raffinierten Kohlenhydraten (Weißmehl, Zucker), viel Omega-3-Fettsäure-liefernde Fische und wenig stark verarbeitete Lebensmittel. Ein guter Einstieg in diese andere, gesündere Ernährungsform ist das sanfte Entgiften.

die Stimmung. Mangelt es dem Körper an Serotonin, können depressive Verstimmungen, auch Angstzustände, auftreten. Nicht umsonst ist Serotonin als Glückshormon bekannt. Wichtig ist es daher, den Baustein für das Glückshormon – L-Tryptophan – mit der Nahrung aufzunehmen. Die wichtige Aminosäure steckt beispielsweise in Cashewnüssen, Emmentaler Käse, Sonnenblumensamen, Eiern und Haferflocken. Für die Produktion von Serotonin aus Tryptophan brauchen Sie u.a. auch eine ausreichende Menge an Vitamin B6, Zink und Magnesium. Vitamine, Mineralstoffe und Aminosäuren spielen also eine wichtige Rolle beim Zusammenspiel zwischen Ernährung und Wohlbefinden. Je mehr Studien sich intensiv mit diesen Zusammenhängen beschäftigen, desto mehr wird der Einfluss der Ernährung auf die Gesundheit deutlich.

Verdauung, Stoffwechsel und Stress

Um Ihre Glückshormonproduktion anzukurbeln, finden Sie im Rezeptteil einige „Glücksrezepte“ wie die Goldene Milch (siehe S. 164), das Frühstücks-Quinoa mit Blaubeeren (siehe S. 98) oder das Amaranth-Frühstück (siehe S. 112). Alle Rezepte sind übrigens optimal auf das Wohlbefinden Ihres Körpers abgestimmt. Denn oft genug wird der Körper mit falschem bzw. ungesundem Essen überfordert. Resultat: Die Verdauung ist gestört, der Darm rebelliert. Unsere Verdauung ist eine komplexe Angelegenheit. Alles, was Sie essen und trinken, wird durch den Verdauungstrakt geschleust und hier werden die Weichen für Ihre Gesundheit gestellt. Ernähren Sie sich vorwiegend von Fertigprodukten, Weißmehl & Co., hat das Auswirkungen auf Ihre Gesundheit. Forschungen der letzten Jahre zeigen, dass viele Erkrankungen mit unserem Verdauungssystem zusammenhängen. Nicht

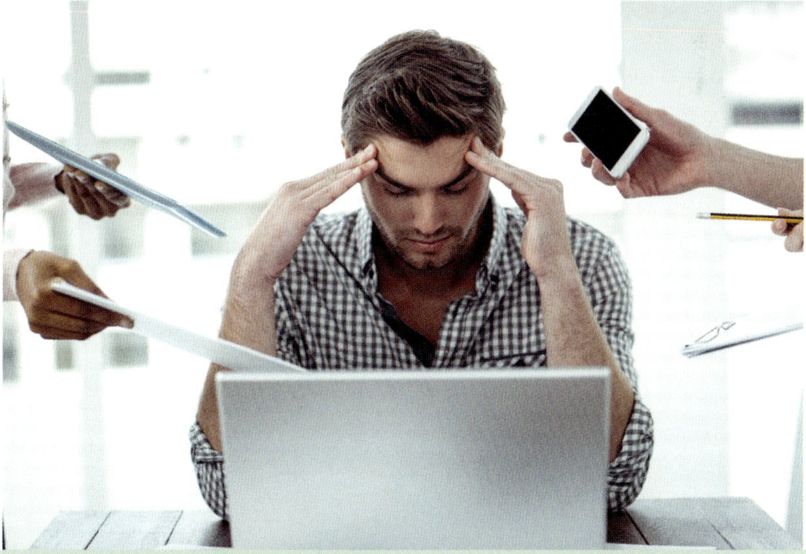

nur das körperliche, sondern auch das seelische Wohlbefinden hängt entscheidend von der Verdauung ab. So geht nicht nur Liebe durch den Magen, sondern auch Ärger und Stress.

Verdauung und Stoffwechsel

Stellen Sie sich den gesamten Verdauungsvorgang als ein komplexes Zusammenspiel verschiedener Abläufe vor. Alle greifen perfekt ineinander und haben ein gemeinsames Ziel: Wichtige Nährstoffe sollen ins Blut gelangen, nicht notwendige Stoffwechselprodukte müssen rasch nach draußen befördert werden. Dass das Schwerstarbeit ist, können Sie sich sicherlich vorstellen. Bedenken Sie nur, welche Arbeit es für die Verdauung sein muss, Fertigprodukte, Weißmehl und Zucker richtig zu verarbeiten? Und wo sind hier die Nährstoffe? Stark vereinfacht dargestellt, beginnt die Vorarbeit für die Verdauung bereits in der Mundhöhle, danach

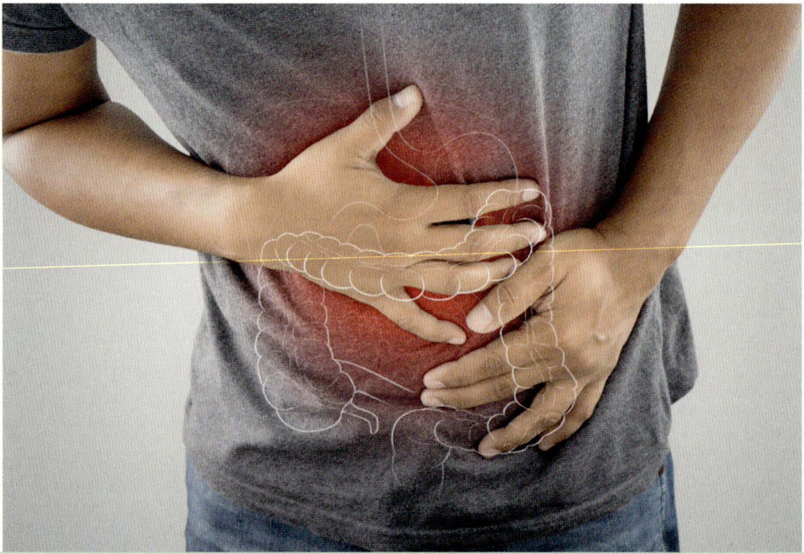

gelangt der Nahrungsbrei – angereichert mit Speichel – durch die Speiseröhre in den Magen. Jetzt kommt es zur eigentlichen Verdauung. Der zerkleinerte Nahrungsbrei landet im Zwölffingerdarm, wird dann in den Dünndarm weitertransportiert und die „Reste" landen im Dickdarm. Dieser kümmert sich um all das, was der Dünndarm nicht aufgenommen hat, und bereitet alles für die Ausscheidung vor – den letzten Teil der Verdauungsarbeit.

Stress für den Darm

Kennen Sie das auch? Vor Prüfungen, bei Stress oder allgemein bei unangenehmen Situationen reagiert der Bauch mit Unwohlsein. Die Verdauung funktioniert nicht mehr reibungslos. Bauchweh, Durchfall oder Verstopfung sind die Folgen. Auch die wichtigen Darmbakterien sind hiervon betroffen. Umso wichtiger ist es, ungesunden Stress zu reduzieren und ihn weitestgehend abzubauen. Was so leicht klingt, ist in Wirklichkeit nicht einfach. Doch probieren Sie einmal Folgendes: Haben Sie sich geärgert, kreisen Ihre Gedanken um ein Problem oder fühlen Sie sich angespannt und gestresst, laufen Sie eine Runde durch die Natur. Gehen Sie dabei alleine, ohne sich zu unterhalten, und Sie werden merken, wie nach einer Weile der Stress von Ihnen abfällt.

Bewegung ist immer ein guter Gegenpart zum Stress, vielen Menschen helfen auch Entspannung und Meditation. Probieren Sie einfach aus, was Ihnen guttut. Als Einstieg helfen Ihnen vielleicht einige Tipps aus diesem Buch. Doch

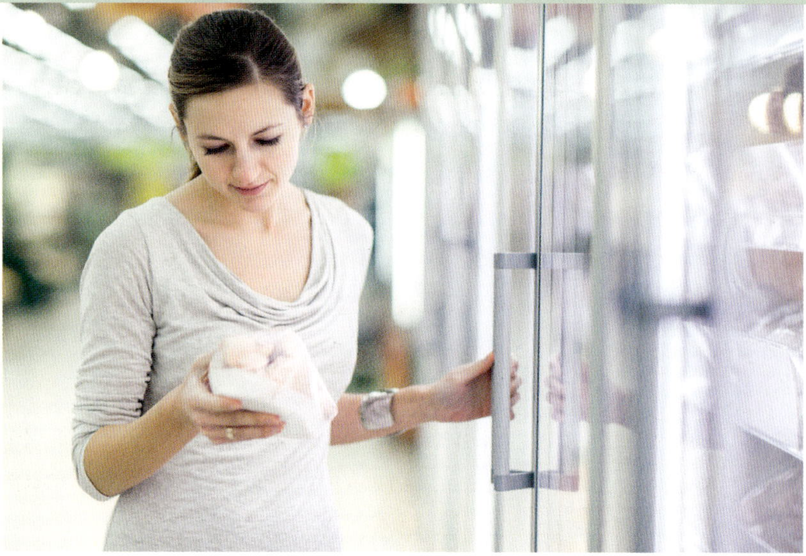

nicht nur die Seele kann den Darm stressen. Auch ungesundes Essen mag er nicht. Vor allem mit Zusatzstoffen, Farbstoffen, Emulgatoren, Verdickungs- und Füllmitteln kann er nicht gut umgehen. Das sind alles Stoffe, die häufig in Fertigprodukten vorkommen. Wenn Sie sich vorwiegend von stark verarbeiteten Fertigprodukten ernähren, schauen Sie einmal auf die Packung und lesen Sie die Inhaltsstoffe. Meiden Sie – sofern möglich – verarbeitete Lebensmittel und achten Sie auch auf Bezeichnungen wie Polysorbat 80 (E433) und Carboxymethylcellulose (CMC, E466). Diese Zusatzstoffe/Emulgatoren können die Darmflora nachteilig beeinflussen und chronische Darmentzündungen auslösen. Oft ist allerdings nicht ohne Weiteres zu erkennen, welche E-Nummern wo enthalten sind. Mit den sogenannten E-Nummern werden bestimmte Lebensmittelzusatzstoffe bezeichnet, die in allen EU-Ländern einheitlich gelten und die Eigenschaften von Lebensmitteln beeinflussen. Bei Bio-Produkten sind nur wenige Zusatzstoffe zugelassen, Stabilisatoren, Geschmacksverstärker, Farb- und Süßstoffe dürfen in ihnen nicht vorkommen.

Wie sieht es mit Ihrer Darmgesundheit aus?

Was stresst unseren Darm? Viele Menschen essen zu schnell, zu viel, zu spät und zu sauer. Die Erkenntnis hatte der österreichische Arzt Franz Xaver Mayr (1875–1965) schon vor mehr als 100 Jahren. Sein Konzept beruht auf den drei Säulen Vorsorge, Ernährung und Gesundheit. Bis heute wurde die F.X.-Mayr-Kur modifiziert und modernisiert, wobei die Grundlagen erhalten blieben. Heute können Sie wählen zwischen strengem Heilfasten über die Milchdiät bis hin zu einer milden Schonkost. Die verschiedenen Abstufungen ermöglichen es jedem Menschen, die Kur an

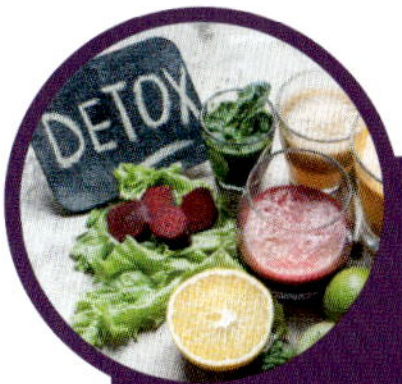

Fakten zum Darm

Der Darm ist ein erstaunliches Organ. Er kann nicht nur bis zu acht Meter lang werden, sondern besitzt auch eine Oberfläche von 400 Quadratmetern! Zudem ist die Darmschleimhaut mit ca. 100 Billionen Bakterien besiedelt, dem Mikrobiom. Zusätzlich steht der Darm in ständigem Austausch mit dem Gehirn. In der Darmwand sitzen nämlich etwa 100 Millionen Nervenzellen, weshalb der Darm auch als „zweites Gehirn" bezeichnet wird.

die eigenen Bedürfnisse anzupassen und so das Ziel – eine umfassende Darmsanierung – leichter zu erreichen. Denn eine gesunde Darmflora spielt für die körpereigenen Abwehrkräfte eine entscheidende Rolle. Wussten Sie, dass sich das Zentrum unseres Immunsystems im Darm befindet? Erstaunlich, oder? Mehr als 70 Prozent der Antikörper werden hier gebildet. So ist es kein Wunder, dass sich immer mehr Beweise für die positive Wirkung der Darmflora auf das Immunsystem finden.

Was schädigt die Darmflora?

Neben einer zuckerreichen Ernährung verändern Arzneimittel wie etwa Antibiotika die Zusammensetzung der Darmflora negativ. So wird die Entstehung von chronischen Krankheiten begünstigt. Durch eine Antibiotikatherapie wird die Darmflora teilweise zerstört und es braucht oft Monate, bis sich ihr natürliches Gleichgewicht wieder regeneriert hat. Folge: Es können sich zahlreiche Beschwerden entwickeln wie z. B. Müdigkeit, Migräne, Blähungen, Lebensmittel-Unverträglichkeiten oder auch Gelenkbeschwerden. Denn die Darmflora hat entscheidenden Einfluss darauf, ob Sie gesund oder krank sind. Dabei spielt die Zusammensetzung der Bakterien im Darm (Mikrobiom) eine wichtige Rolle bei Verdauung und der Abwehr von Krankheiten. Da die Darmbakterien so eine wichtige Rolle für unsere Gesundheit einnehmen, werden sie immer besser erforscht. Was heute noch nicht an Therapien bekannt ist, kann vielleicht schon bald nach intensiven Forschungen eingesetzt werden, um Krank-

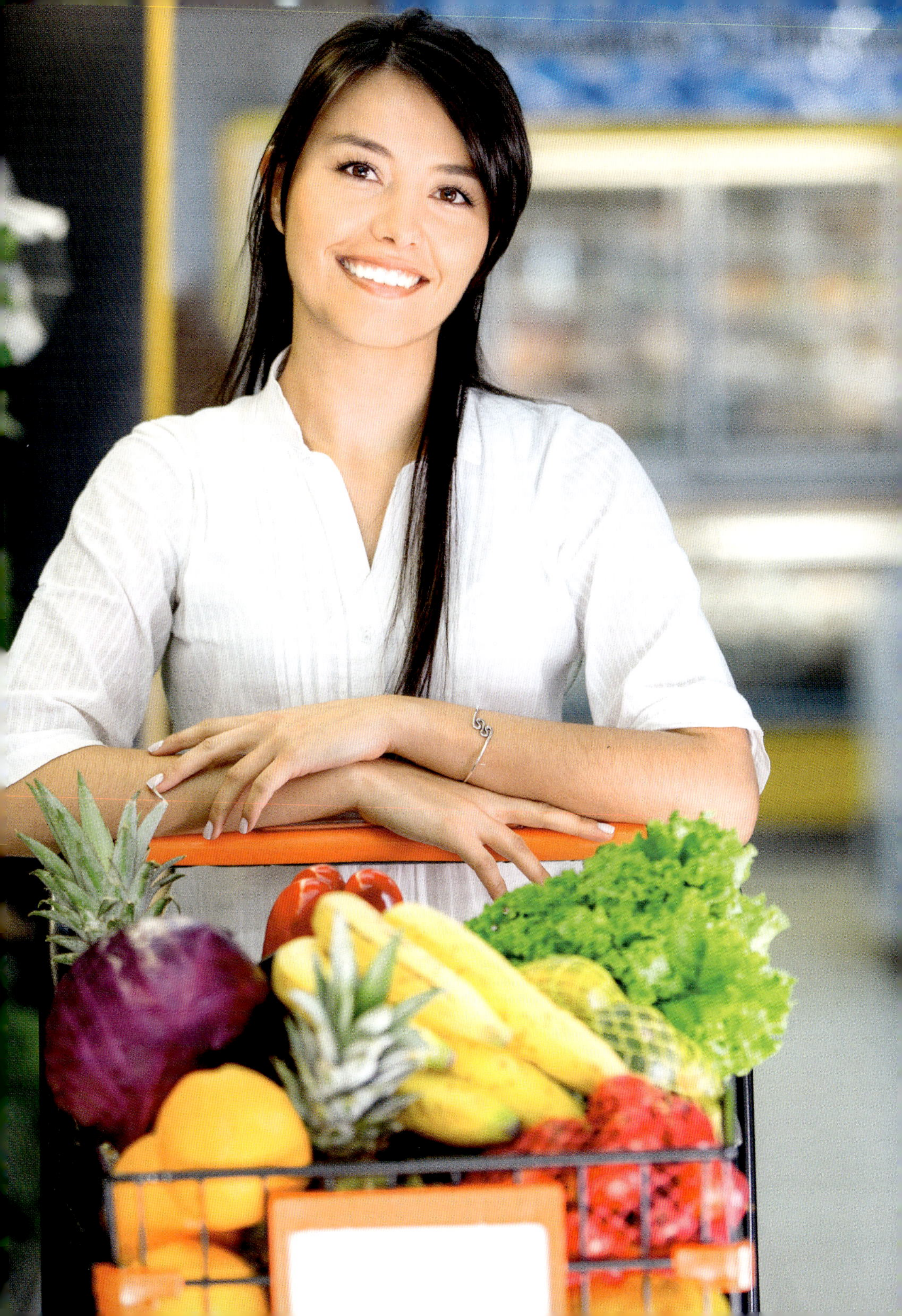

heiten vorzubeugen. Bis dahin können Sie mit Ihrer Ernährung selbst viel dafür tun, damit sich die „guten" Darmbakterien bei Ihnen wohlfühlen. Verzichten Sie möglichst auf Weißmehl, Zucker & Co. und profitieren Sie so von einem guten Darmklima. Fast Food, Alkohol und Zucker mögen Ihre Darm-Mitbewohner übrigens nicht.

Fast Food, Fertiggerichte und Zusatzstoffe

Bei Fast Food und Fertiggerichten werden häufig Zucker und künstliche Aromen zugesetzt, damit das Ganze besser schmeckt. So werden wir dazu verführt, mehr davon zu kaufen, aber auch mehr zu verzehren. Außerdem werden in immer mehr Produkten Zusatzstoffe verwendet. Das macht sie länger haltbar, sie sehen leckerer aus und – landen im Einkaufskorb. Manchen Menschen machen Zusatzstoffe übrigens (scheinbar) nichts aus, andere reagieren darauf mit verschiedenen Beschwerden. Ein Beispiel dafür ist Carrageen. Das ist ein Verdickungsmittel, das bei H-Sahne und frischer Sahne zugesetzt wird, um das Verklumpen zu verhindern. Da sich das Sahnefett beim Erhitzen stark verändert, wird dieser Zusatzstoff benutzt, damit Fett und Flüssigkeit wieder eine gleichmäßige Verbindung eingehen. Das verhindert das Verklumpen und lässt die Sahne auch noch nach ein paar Tagen homogen aussehen. Carrageen ist als Zusatzstoff unter der Bezeichnung E 407 zu erkennen. Er wird nicht nur bei Sahne, sondern auch als Verdickungs- und Geliermittel in Cremes, Puddings und Speiseeis eingesetzt. Carrageen steht im Verdacht, bei empfindlichen Menschen den Magen-Darm-

Trakt negativ zu beeinflussen und Darmentzündungen zu verursachen. Der Zusatzstoff darf übrigens auch für Bio-Lebensmittel verwendet werden. Es gibt jedoch Hersteller, die sich dagegen entschieden haben. Auf der Packung von Sahne finden Sie dann den Hinweis: „Vor der Verwendung kräftig schütteln." Durch das Schütteln verbinden sich Fett und Flüssigkeit wieder miteinander und Sie bekommen eine köstliche Sahne, ganz ohne Zusatzstoffe.

Das schmeckt dem Darm – Darmentzündungen vermeiden

Oftmals spielen bei Magen-Darm-Erkrankungen chronische Entzündungen eine Rolle. Durch die Ernährung können Sie Einfluss darauf nehmen, indem Sie entzündungshemmend essen. Doch wie funktioniert das? Bestimmte Lebensmittel mag der Darm sehr gerne, andere weniger. Süßes, Weizenprodukte und Fleisch, vor allem Schweinefleisch, sollten Sie

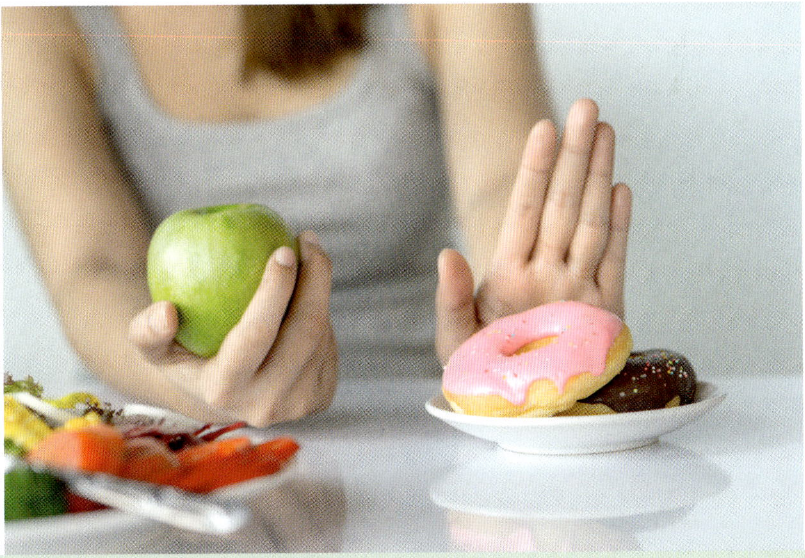

reduzieren oder weglassen. Schweinefleisch enthält, genauso wie Innereien, reichlich Arachidonsäure, aus der entzündungsfördernde Botenstoffe entstehen. Viele Rheuma-Patienten wissen um dieses Problem und verzichten auf Schweinebraten, Bratwurst und Schmalz. Rindfleisch hingegen kann maßvoll verzehrt werden. Als entzündungshemmend gelten Gemüse, Obst und Nüsse. Diese gesunden Lebensmittel können Sie auch gut beim sanften Entgiften integrieren, wobei Brokkoli, Spinat und Portulak sehr empfehlenswert sind. Beim Obst greifen Sie am besten zu zuckerarmen Beeren. Probieren Sie doch gleich aus der Rezeptauswahl im Buch den leckeren Beerensmoothie (siehe S. 154) oder mixen Sie sich einen gesunden grünen Spinat-Smoothie. So bekommen Sie wertvolle sekundäre Pflanzenstoffe, die insgesamt entzündungshemmend wirken. Auch bestimmte Gewürze haben sich als sehr hilfreich im Kampf gegen entzündliche Prozesse erwiesen. Besonders hervorgetan haben sich in dieser Beziehung Kurkuma,

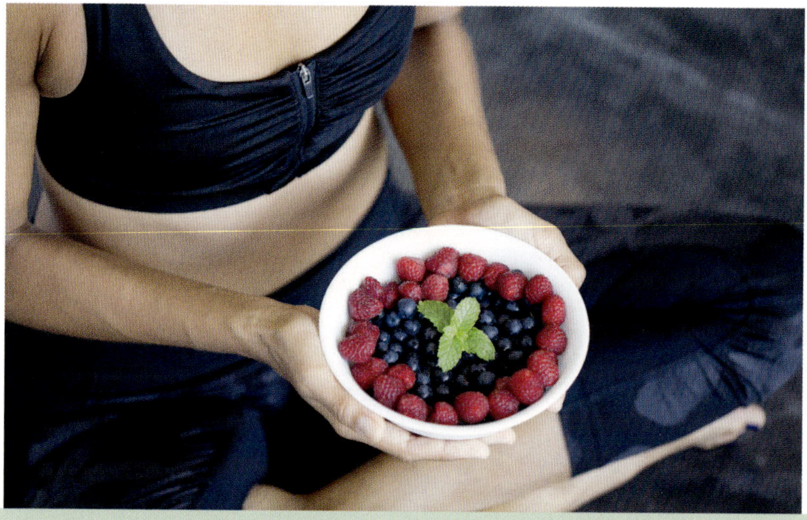

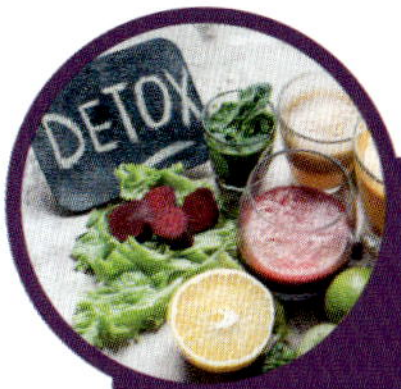

Gut für den Darm

Statt Ihren Darm mit Weißmehl, Zucker & Co. zu belasten, unterstützen Sie Ihre Darmflora besser mit Ballaststoffen, sekundären Pflanzenstoffen und Kräutern. Denn durch eine gezielte Ernährung lässt sich die Darmflora – und damit auch die Zusammensetzung der Bakterien im Darm, das Mikrobiom, – positiv beeinflussen. Empfehlenswert für eine gesunde Darmflora sind u. a. folgende Lebensmittel:

- Linsen
- Rote Bete
- Nüsse
- Birnen
- Orangen
- Pflaumen
- Feigen
- Ingwer
- Banane
- Säfte: Zitrone, Apfel, Birne
- Tee: Ingwer, Pfefferminze, Fenchel

Ingwer und Chili. Reichern Sie diese gesunde Ernährung noch mit pflanzlichen Ölen mit Omega-3-Fettsäuren an, freut sich Ihr Darm und Ihr Wohlbefinden steigt. Übrigens: Auch Bewegung wirkt entzündungshemmend.

Darmflora mit gesunder Ernährung unterstützen

Da das Mikrobiom nicht statisch ist, können Sie also selbst Einfluss darauf nehmen, welche Bakterien im Darm überwiegen, die „guten“ oder die „bösen“. Kommt es zu einer bakteriellen Fehlbesiedlung, kann das vielfältige Beschwerden wie Bauchschmerzen, Durchfall oder Blähungen auslösen. Denken Sie hier nur an die Entstehung von Krankheiten wie Reizdarm oder Zöliakie. Auch hier ist die Darmflora beteiligt. Nicht zuletzt vermuten Forscher einen Zusammenhang zwischen dem Mikrobiom und Übergewicht, wenn nämlich die „dick machenden" Bakterien Firmicutes das Gleichgewicht im Darm zu ihren Gunsten verschoben haben. Allerdings müssen Sie das nicht hinnehmen! Die gute Nachricht: Sie können durch gezielte Ernährung Ihre Darmflora wieder auf „gesund und schlank" programmieren. Ernähren Sie sich einseitig, mit zu viel Fast Food, Weißmehl und Zucker, ist das Risiko groß, dass Sie Ihren Darm schädigen und sich „schlechte" Darmbakterien vermehren. Forschungen zeigen, dass adipöse Menschen ein unvorteilhaftes Mikrobiom aufweisen, bei dem es zu Störungen der Darmbarriere-Funktion und damit zu chronischen Entzündungen im Darmbereich und einer vermehrten Fetteinlagerung kommt. Folgeerkrankungen sind Fettstoffwechselstörung, Bluthochdruck und Insulinresistenz. Damit die

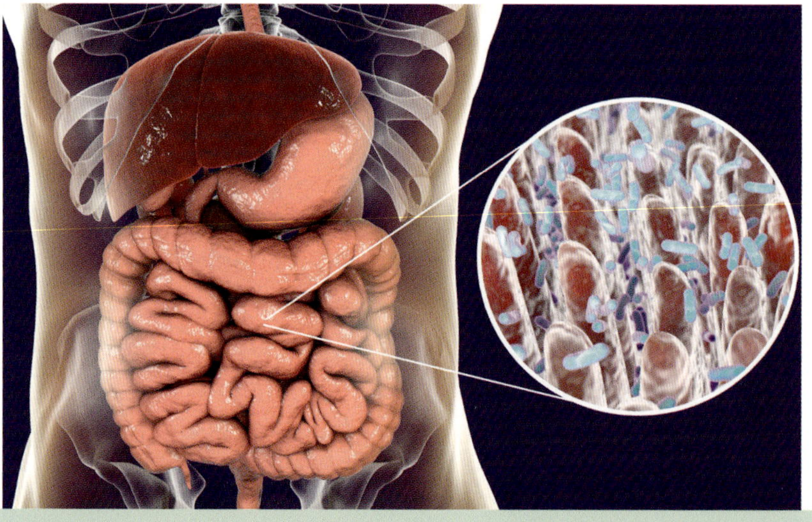

Vielfalt der Bakterien in einem gesunden Gleichgewicht ist, lohnt eine abwechslungsreiche Kost mit guten Kohlenhydraten, reichlich Ballaststoffen und einem ausgewogenen Anteil an Eiweiß und Fett. Je wohler sich ihre Darmbakterien fühlen und je bunter und vielfältiger ihre Art ist, desto höher ist die Chance auf ein schlagkräftiges Immunsystem und die Abwehr von Krankheiten. Verzichten Sie also besser auf eine bakterienunfreundliche Ernährung mit reichlich Zucker und schlechten Fetten und meiden Sie Farbstoffe, Emulgatoren und Konservierungsstoffe.

Zucker – gut oder schlecht?

Zucker und Zuckeraustauschstoffe begünstigen die Ausbreitung von „dick machenden“ Bakterien. Denken Sie hier nicht nur an den reinen Haushaltszucker, sondern auch an Kohlenhydrate, die aus Zuckermolekülen bestehen. Im Verdauungstrakt werden Kohlenhydrate in Einfachzucker – Glukose – zerlegt, dann gelangen sie in die Blutbahn. Essen Sie beispielsweise Schokolade, werden diese Kohlenhydrate schnell verwertet, der Blutzuckerspiegel steigt stark an mit der Folge einer hohen Insulinausschüttung. Damit sinkt der Blutzucker bereits nach kurzer Zeit wieder ab und viele Menschen bekommen jetzt wieder Heißhunger. So beginnt der Kreislauf von Neuem. Kohlenhydrate sollten Sie aber nicht pauschal verteufeln. Unterscheiden Sie zwischen guten und schlechten Kohlenhydraten. Zu den schlechten, weil schnell resorbierbar, gehören etwa raffinierte Weißmehlprodukte, Zucker und Süßigkeiten.

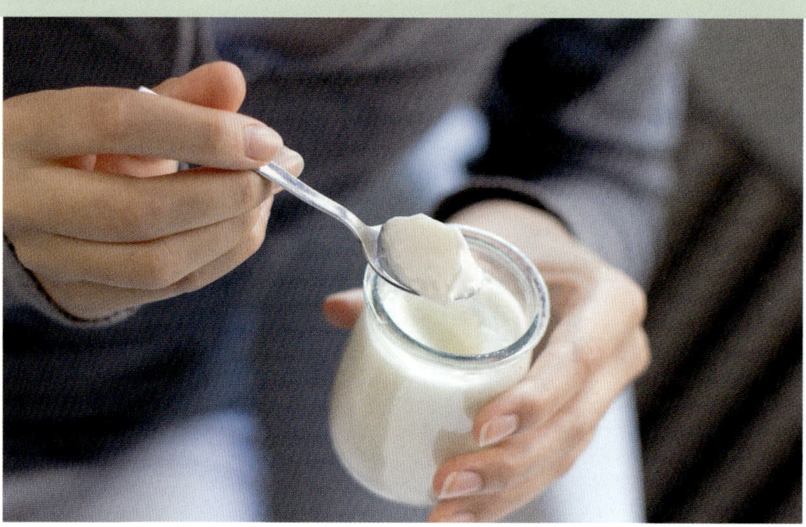

Mit Prä- und Probiotika den Darm verwöhnen

Präbiotika sind nicht verdaubare Lebensmittelbestandteile, die das Wachstum und die Aktivität der Bakterien im Dickdarm fördern. Zu ihnen zählen etwa Ballaststoffe wie Inulin und Oligofruktose. Probiotika sind Bakterien, die sich positiv auf die Gesundheit auswirken. Voraussetzung ist, dass sie in ausreichender Menge zugeführt werden. Gute Quellen für Inulin sind u. a. Topinambur, Chicorée, Schwarzwurzeln, Zwiebeln, Knoblauch und Lauch. Alternativ können Sie auch täglich 1 Teelöffel Inulinpulver in Ihren Joghurt oder Quark rühren. Oligofruktose ähnelt von Aufbau und Wirkung dem Inulin. Reichlich vorhanden ist der Pflanzeninhaltsstoff in Zwiebeln, Knoblauch, Tomaten und Spargel. Kommt Inulin für Sie aufgrund einer Fruktoseintoleranz oder einer Fruktosemalabsorption nicht infrage, sind vielleicht gemahlene Flohsamenschalen eine Alternative. Übrigens: Präbiotika helfen auch bei Durchfall, Verstopfung oder Darmträgheit. Sie helfen Ihnen, Ihren Darm positiv zu beeinflussen. Das geht nicht von heute auf morgen, aber wenn Sie sich ausgewogen ernähren, halten Sie Ihr Mikrobiom schön im Gleichgewicht. Besonders empfehlenswert sind bestimmte Milchsäurebakterien, Bifido-Bakterien oder Escherichia-coli-Bakterien. Viele dieser Mikroorganismen kommen ganz natürlich in milchsauren Produkten vor. Dazu zählen Joghurt, Buttermilch, Kefir und rohes Sauerkraut. Probiotische Produkte dürfen übrigens nicht wärmebehandelt werden. Und damit Probiotika den gewünschten Effekt erzielen, müssen sie regelmäßig verzehrt werden. Wenn Sie nur ab und zu einen probiotischen Joghurt essen, wird das kaum Auswirkungen auf Ihren Darm haben. Wenn Sie das Thema interessiert und Sie weiterführende Informationen wünschen, lassen Sie sich am besten individuell von einem Ernährungsmediziner beraten, der sich auf diese Problematik spezialisiert hat.

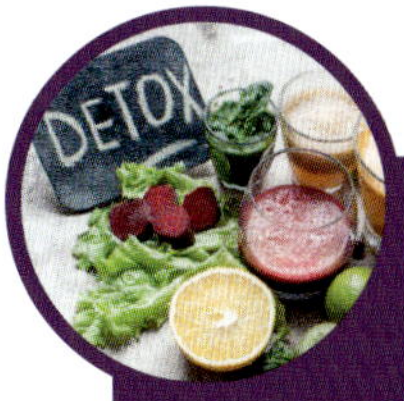

Den Darm nicht überfordern

Wenn Ihr Darm nicht an Ballaststoffe gewöhnt ist, steigern Sie die Menge nur langsam. Wenn Sie gleich „in die Vollen" gehen, überfordern Sie den Darm. Dann kann er mit Bauchschmerzen oder Blähungen reagieren. Besser ist es, die Ballaststoffmenge langsam zu steigern und dem Darm Zeit zu geben, sich an die veränderte Ernährungsweise zu gewöhnen. Achten Sie außerdem immer darauf, ausreichend zu trinken. Je mehr Ballaststoffe Sie aufnehmen, desto größer muss die Flüssigkeitsmenge sein.

Die besten Detox-Lebensmittel

Wählen Sie Ihre Lebensmittel so aus, dass sie möglichst natürlich und unverarbeitet sind. Saisonales Obst und Gemüse ist oftmals nährstoffreicher, denn es wird reif geerntet und hat keine langen Transportwege hinter sich. So bleiben wichtige Mineralstoffe und Vitamine erhalten. Darüber hinaus braucht Ihr Körper essentielle Fett- und Aminosäuren sowie Ballaststoffe und sekundäre Pflanzenstoffe. Je vielfältiger Sie Ihre Ernährung gestalten und sich nicht einseitig ernähren, desto mehr notwendige Nähr- und Pflanzenstoffe bekommt Ihr Organismus. Denken Sie auch an Kräuter, Keimlinge und Sprossen. Sie sind wertvolle Bestandteile einer gesunden Ernährung und lassen sich prima in eine Entgiftungskur einbauen. Keimlinge und Sprossen können Sie selbst zu Hause in einem Sprossenglas ziehen und so immer frisch genießen. Je nach Sorte schmecken sie mild oder pikant, sind zart oder knackig. Sie sind reich an

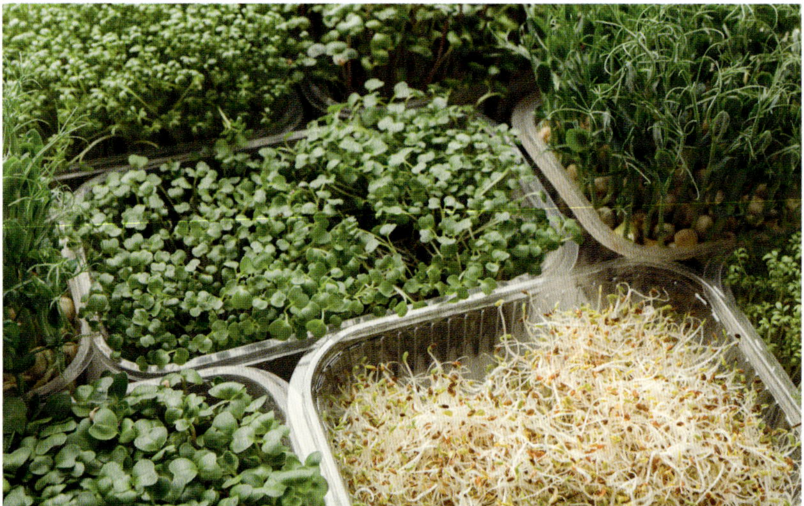

gesunden Kohlenhydraten, Vitaminen, Mineralstoffen und sekundären Pflanzenstoffen. Rohe Sprossen und Keimlinge bereichern Salate, Gemüsegerichte, Suppen und Dips. Einsteiger können mit Kresse nicht viel falsch machen, auch Alfalfa-Sprossen lassen sich einfach ziehen.

Von Artischocke bis Zwiebeln – die Superstars der Detox-Lebensmittel

Sie sind echte Alleskönner, bringen mit ihren Aromen erst den richtigen Pepp in viele Gerichte und haben zahlreiche gesundheitliche Vorteile: Mit **Knoblauch**, **Ingwer** und **Zwiebeln** können Sie beim sanften Entgiften nichts falsch machen. Ingwer und Knoblauch sind gut für die Haut, unterstützen das lymphatische System und tun auch Leber und Nieren gut. Zwiebeln und Ingwer wirken sich überdies positiv auf die Lungenfunktion aus. Zudem zählen Zwiebel, Knoblauch und Ingwer zu den entzündungshemmenden Lebensmitteln und sollten also auf keinem Speiseplan fehlen.

Ebenfalls entzündungshemmend ist **Brokkoli**, der zudem für einen gesunden Darm sorgt und die Leber unterstützt. Durch seine basischen Eigenschaften, einen hohen Ballaststoffgehalt und seine zellschützende Wirkung ist er ein echter Detox-Star. Auch andere **grüne Gemüsesorten** eignen durch ihre basische Funktion und ihre zahlreichen Vitamine, sekundäre Pflanzenstoffe und Antioxidantien für zahlreiche Detox-Gerichte. Darunter stechen vor allem Grünkohl, Spinat und Salate wie Rauke, Endiviensalat und

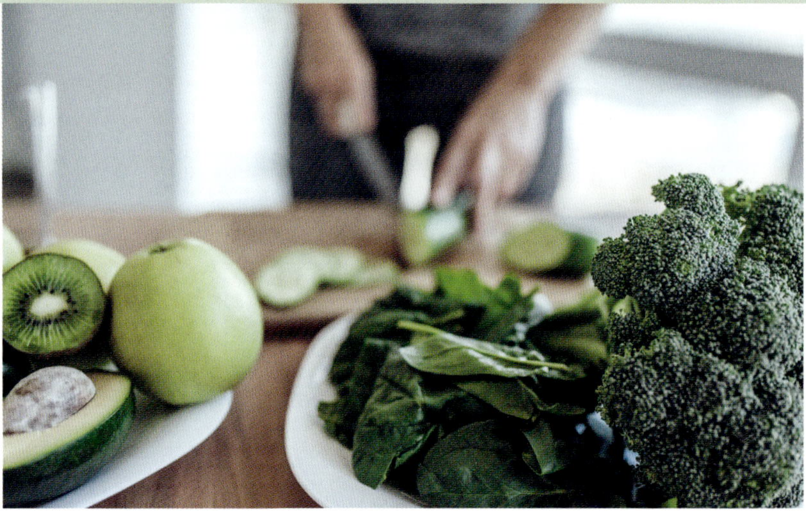

Feldsalat hervor. Sie sind reich an Bitterstoffen, die die Leber- und Gallenfunktion anregen, die Verdauung fördern und Entzündungen bekämpfen. Am besten gönnt man sich also einen leckeren Spinatsalat mit Kürbis (siehe S. 124) oder einen grünen Detox-Smoothie (siehe S. 152).

Ein hoher Anteil an Bitterstoffen findet sich auch in der **Artischocke** wieder, die bei keiner Entgiftungs-Kur fehlen sollte. Am besten frisch im Salat oder lecker zu Pasta (siehe S. 142), hilft sie aktiv, den Körper zu entgiften. Ebenfalls Entgiftungs-Profis sind Wildkräuter wie **Brennnessel** und **Löwenzahn**. Erstere reguliert den Säure-Basen-Haushalt, ist reich an Kalium und Eisen und kurbelt die Nierenfunktion so richtig an. Auch Löwenzahn bringt den Stoffwechsel auf Hochtouren und unterstützt Leber, Galle und Nieren dabei, schädliche Stoffe aus dem Körper zu schaffen. Wie wäre es also mal mit einer Brennnesselsuppe (siehe S. 116) oder einem Aromawasser mit Löwenzahn (siehe. S. 160)?

Ein weiterer Hauptakteur der Detox-Lebensmittel ist die **Rote Bete**. Neben einer ellenlangen Liste an Vitaminen, basenbildenden Mineralstoffen und sekundären Pflanzenstoffen senkt die Power-Knolle auch noch den Blutdruck, unterstützt die Blutbildung und hilft der Leber beim Entgiften. Rote Bete sollte deshalb unbedingt bei einer Entgiftungs-Kur auf den Speiseplan. Vielleicht als schmackhafte Suppe (siehe S. 120), roh im Salat oder als Smoothie (siehe S. 157).

Auch bei Obst sollte man während der Detox-Kur kräftig zugreifen. **Beeren**, **Äpfel**, **Birnen**, **Bananen** und **Zitrusfrüchte** gleichen den Säure-Basen-Haushalt aus, versorgen uns mit Vitaminen, Mineralstoffen und Antioxidantien und schmecken zudem noch himmlisch gut. Ein echter Detox-Star ist die **Papaya**. Die Tropenfrucht punktet neben einem sehr hohen Vitamin-C-Gehalt mit dem Enzym Papain, das entzündungshemmend wirkt sowie die Verdauung und den Stoffwechsel positiv beeinflusst. Den höchsten Gehalt an Papain findet man übrigens in den Papayakernen, die getrocknet einen leicht pfeffrigen Geschmack aufweisen und gut als Würzmittel verwendet werden können. Wer sich lieber am Fruchtfleisch satt essen möchte, sollte hingegen mal einen köstlichen exotischen Obstsalat mit Papaya probieren (siehe S. 106).

Basische Lebensmittel

Um die Säure-Basen-Balance im Körper zu unterstützen, sollte die Ernährung zu 80 Prozent aus basenbildenden und neutralen Lebensmitteln wie Gemüse, Obst und guten Pflanzenölen bestehen. Die restlichen 20 Prozent werden durch säurebildende Nahrungsmittel wie proteinreiche Hülsenfrüchte, Fleisch, Fisch und Milchprodukte gebildet. Beim Basenfasten essen Sie ausschließlich basische Kost. So kommt es zur optimalen Entsäuerung, wobei die Säuren durch die höhere Trinkmenge und die regelmäßige Darmreinigung ausgeschwemmt werden. Doch was sind eigentlich basische Lebensmittel? Ganz vereinfacht gesagt: Hat ein Lebensmittel einen hohen Gehalt an basischen Mineralstoffen wie Kalium, Magnesium und Kalzium und nur einen geringen Anteil an Eiweiß, wird es im Körper in der Regel basisch verstoffwechselt. Neben den schon oben erwähnten Obst- und Gemüsesorten zählen u.a. auch Fenchel, Kartoffeln und Süßkartoffeln, Salatgurken, Kohlgemüse, Kürbis und Möhren zu den basischen Lebensmitteln. Abschätzen können Sie die Auswirkung einzelner Nahrungsmittel auf den Säure-Basen-Haushalt mit dem PRAL-Wert (PRAL = Potential Renal Acid Load). Neben den basischen Lebensmitteln haben auch säurebildende Nahrungsmittel einen Platz in der basischen Ernährung. Nüsse, Mandeln und Samen wie Leinsamen, Chiasamen oder Hanfsamen sind zwar säurebildend, gleichen dies aber durch ihre zahlreichen gesunden Eigenschaften wieder aus. Auch Pseudeogetreide wie Hirse, Quinoa, Amaranth und Buchweizen gelten als säurebildende Lebensmittel, dürfen aber trotzdem in der basischen Ernährung nicht fehlen. Gerade als Brei oder Porridge wie der Buchweizen-Porridge (siehe S. 104), der Hirsebrei (siehe S. 108) oder das Amaranth-Frühstück (siehe S. 112) lassen sie sich wunderbar in die basische Ernährung integrieren.

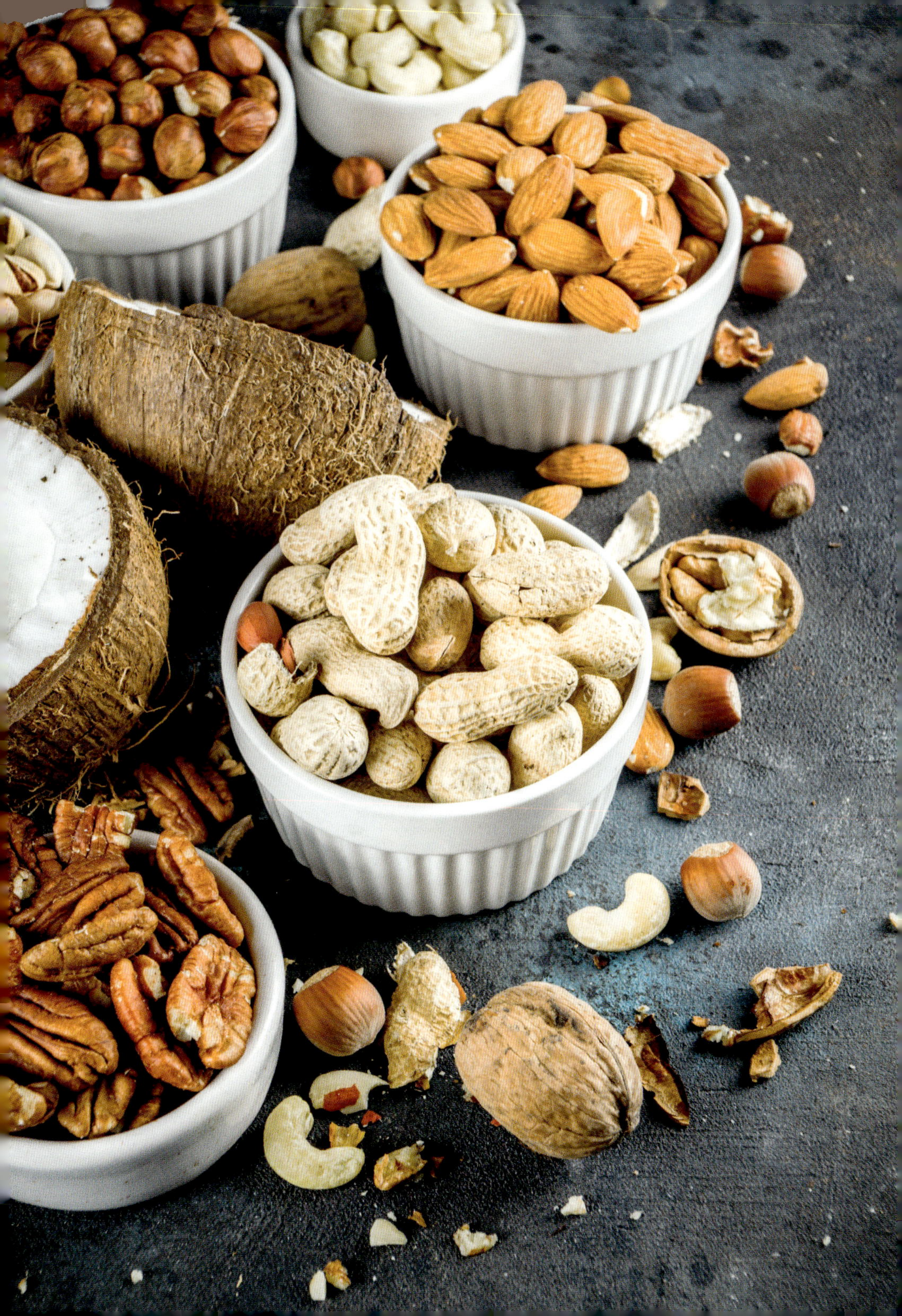

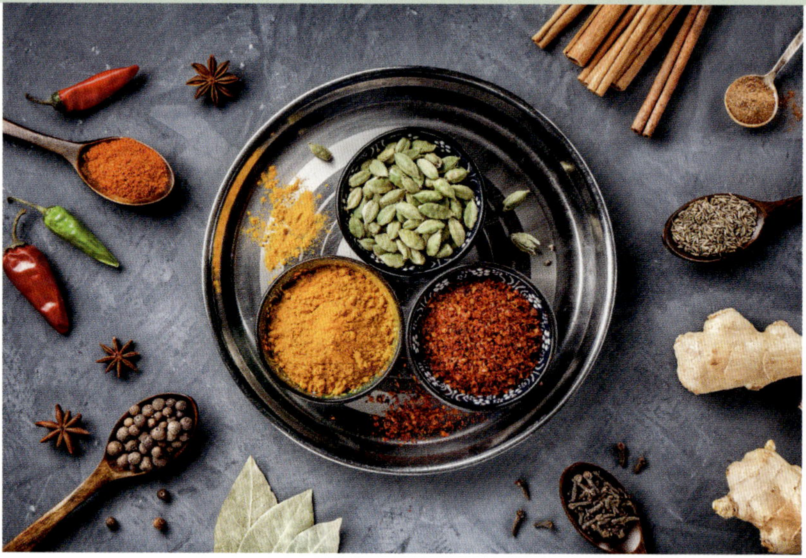

Ayurvedische Lebensmittel

Ayurveda ist ein ganzheitliches, komplementärmedizinisches Gesundheitssystem mit über 5000-jähriger Tradition. Die Ernährung hat hier einen sehr wichtigen Stellenwert, wobei sich die Empfehlungen nach dem jeweiligen Konstitutionstyp richten. Das heißt, die Ernährung wird an die Doshas – Vata, Kapha, Pitta – angepasst. Der größte Teil der Nahrung sollte gekocht sein, Rohkost wie Salat dient nur als Beilage. Eine große Rolle in der ayurvedischen Küche spielen Kräuter und Gewürze. Sie sind wichtig für Körper und Seele und unterstützen den Verdauungsvorgang. Wer die volle Gewürz-Power ausschöpfen möchte, sollte sich unbedingt an indischen Curry-Gerichten versuchen. Hier kommen zahlreiche Gewürze zum Einsatz, die in der ayurvedischen wie auch in der Detox-Küche einen festen Platz haben. Neben Ingwer und Kurkuma, die beide mit ihren Bitterstoffen der Leber kräftig unter die Arme greifen, bringen Nelken, Kardamom, Koriander, Kreuzkümmel, Zimt und Pfeffer nicht nur heilende und entgiftende Wirkungen auf den Teller, sondern auch echte Geschmacksexplosionen auf den Gaumen. Probieren Sie doch mal das rote Linsen-Curry (siehe S. 138), das ayurvedische Kitchari (siehe S. 146) oder den ayurvedischen Gewürztee (siehe S. 166).

Ebenfalls einen wichtigen Part in der ayurvedischen Ernährungslehre hat Ghee. Dabei handelt es sich um geklärte Butter, die sich hervorragend zum Braten und Frittieren eignet. Auch für Süßspeisen ist Ghee durch den leicht süßlich-nussigen Geschmack eine hervorragende Wahl. Gekühlt können Sie es als Buttterersatz verwenden.

Was sind die idealen Getränke für sanftes Entgiften?

Da Wasser alleine auf die Dauer recht einseitig ist, lohnt es sich, etwas zu experimentieren. Bereiten Sie sich erfrischendes Aromawasser und köstliche Smoothies zu und greifen Sie auf wärmende oder eisgekühlte Kräutertees zurück. Viele Getränke können Sie mit frischen Kräutern anreichern, die Sie entweder im Kräuterbeet, auf dem Balkon oder auf der Fensterbank vorrätig haben. Besonders vitamin- und mineralreich sind Minze, Petersilie, Schnittlauch, Basilikum, Melisse oder Dill. Mit Wildkräutern wie Löwenzahn, Brennnessel, Giersch oder Grundermann peppen Sie

Smoothies ganz einfach auf. Kräuter und Wildpflanzen enthalten außerdem wirksame Antioxidantien, die die Haut zum Strahlen bringen. Denn Antioxidantien schützen unsere Zellen vor der Schädigung durch freie Radikale. Diese gelten als Hauptverursacher der Hautalterung. Trinken kann also nicht nur gesund, sondern auch schön machen. Wenn Sie noch eine kleine freie Ecke im Garten haben, können Sie die Wildkräuter dort gezielt ansiedeln. Auch Balkonkästen und kleine Töpfe eignen sich. Im Handel sind spezielle Samenmischungen und Pflanzen erhältlich.

Smoothies

Mit Smoothies können Sie eine ganze Mahlzeit ersetzen, denn die Säfte aus püriertem Obst und Gemüse enthalten – je nach Zubereitung – mehr oder weniger Kalorien. Selbst gemixt sind sie einfach und schnell zubereitet und lassen

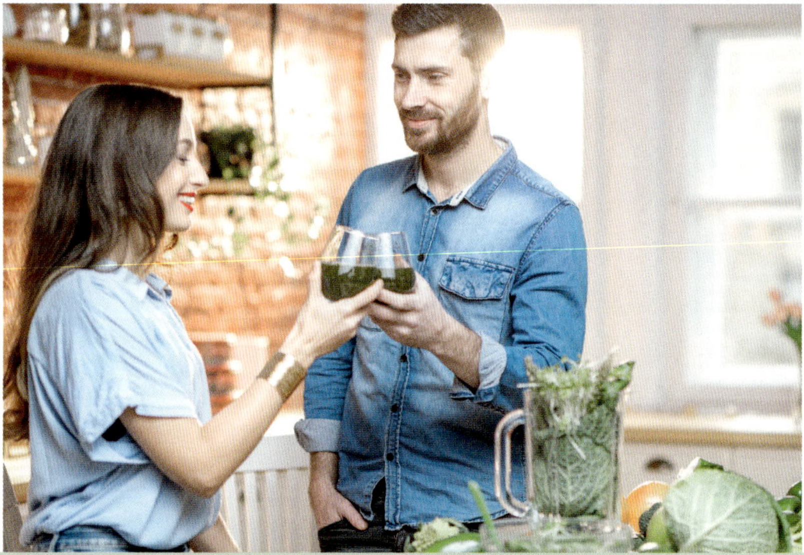

sich perfekt dem eigenen Geschmack anpassen. Neben Obst- und Gemüsesorten können Sie sogar Salate zu einer gehaltvollen Vitalstoffportion verarbeiten. Eine besonders gesunde Variante ist ein grüner Smoothie, bei dem mindestens die Hälfte der Zutaten aus grünem Gemüse, Salat und Kräutern besteht. Dafür eignen sich zum Beispiel Salat, Spinat und Gurke, dazu Brennnesseln, Kräuter oder das Grün von Radieschen und Möhren. Für Einsteiger ist der Geschmack bisweilen gewöhnungsbedürftig, denn Blätter, Wildkräuter & Co. schmecken herb und leicht bitter. Wer es etwas süßer mag, mixt einfach einen Apfel dazu. So wird der herbe Geschmack etwas abgemildert. Nehmen Sie zum Verdünnen am besten Wasser, denn viele Fruchtsäfte enthalten Zucker, und dieser sollte beim sanften Entgiften weggelassen werden. Verwenden Sie immer frische und reife Zutaten, wenn möglich regional und saisonal. So bekommen Sie den vollen Geschmack und auch mehr Süße. Doch auch auf TK-Ware können Sie unbesorgt zurückgreifen, denn Gefrorenes ist lange haltbar, immer auf Vorrat verfügbar und gut zu portionieren. Obst und Gemüse, das direkt nach der Ernte tiefgefroren wird, behält seine Vitamine und Nährstoffe. Damit das so bleibt, darf die Kühlkette beim Transport nicht unterbrochen werden. Nehmen Sie beim Einkauf im Hochsommer deshalb immer eine Kühltasche mit, wenn Sie TK-Produkte kaufen möchten.

Egal, ob Sie sich für einen Detox-Tag oder eine Detox-Woche entscheiden, räumen Sie den gesunden Power-Drinks doch gleich einen festen Platz in Ihrer Ernährung ein. Sie werden sehen, wie schnell Sie sich an Detox aus dem Glas gewöhnen und das auch zukünftig nicht mehr missen wollen. Es spricht auch nichts dagegen, auch nach der Entgiftungskur täglich einen Smoothie als gesunden Snack oder als Ersatz für eine Mahlzeit zu trinken. Denn langweilig wird es durch die vielen Kombinationsmöglichkeiten nie. Trauen Sie sich ruhig zu experimentieren, schließlich gibt es für Smoothies keine festen Regeln. Zucker jedoch gehört nicht hinein, weder beim Detoxen noch danach. Möchten Sie Ihre Smoothies aufpeppen, dann geben Sie Superfoods dazu. So lässt sich die positive Wirkung noch erhöhen. Bei Smoothies landen übrigens auch Teile im Mixer, die Sie sonst vielleicht nicht verwenden. Allerdings wird es in letzter Zeit immer populärer, Obst und Gemüse komplett zu verwenden: „From leaf to root – vom Blatt bis zur Wurzel“. Das gilt auch für Smoothies. Genießbare Teile wie Schalen, Blätter, Wurzeln und Stiele werden als Vitaminquelle genutzt und die sekundären Pflanzenstoffe kommen uns gleich mit zugute. Möch-

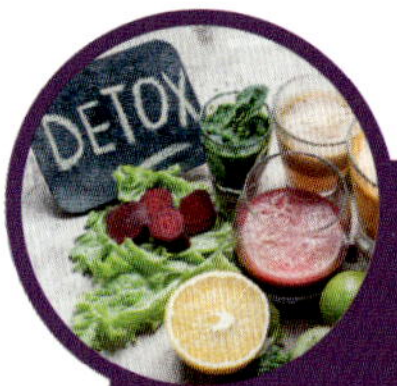

Smoothie Bowls zum Löffeln

Nach einem Smoothie haben einige Menschen das Gefühl, nicht satt zu sein, weil es ungewohnt ist, eine Mahlzeit zu trinken, statt zu essen. Wenn es Ihnen auch so geht, mixen Sie Ihren Smoothie einfach etwas cremiger zu einer „Smoothie Bowl“. Diese lässt sich auch prima außer Haus mitnehmen. Füllen Sie dazu das Püree in ein Schraubglas und garnieren Sie es zusätzlich mit ein paar Beeren, Samen, Kernen oder Kräutern.

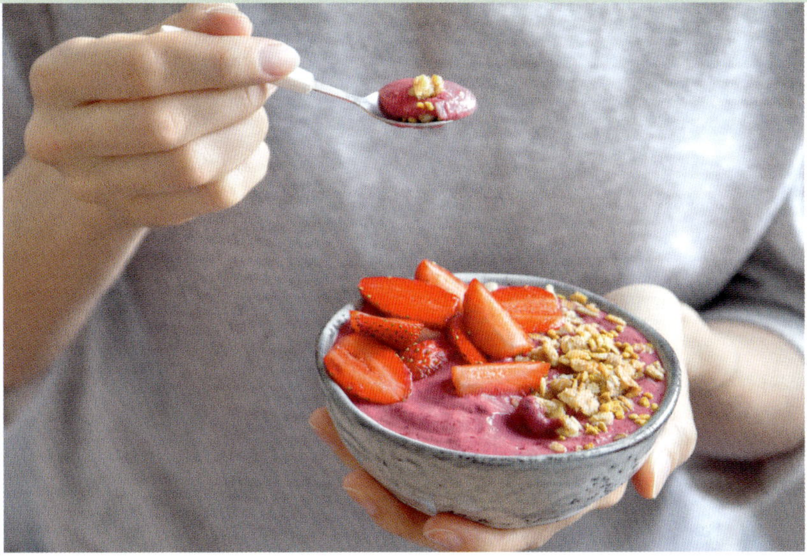

ten Sie den Geschmack von Möhrengrün oder Kohlrabi- und Rote-Bete-Blättern einmal probieren, nehmen Sie unbehandelte und frische Ware, am besten aus dem eigenen Garten. Vor der Zubereitung waschen Sie das Grün immer gründlich unter fließendem Wasser.

Kräutertees & Co.

Klassische Kräutertees eignen sich hervorragend zum Entgiften. Wer sich mit Kamille, Pfefferminze & Co. nicht anfreunden mag, braucht dennoch nicht auf Tees zu verzichten. Schließlich gibt es so viele tolle Sorten, die sich sowohl als Detox-Ergänzung als auch zur reinen Trinkkur eignen. Die Heißgetränke unterstützen die Entgiftung und helfen dabei, Schadstoffe aus dem Körper zu transportieren. Zudem sind sie super Durstlöscher und kalorienarm. Doch wer sagt, dass Tees nur im Winter ihre Berechtigung haben, hat noch keinen Eistee probiert. Statt überzuckerter Fertigprodukte aus dem Supermarktregal sind selbst gemachte Eistees gesund, lecker und erfrischend. Wenn Sie also bei hohen Temperaturen ein Detox-Wochenende planen, gehören Kräutertees unbedingt dazu. Üblicherweise wird Eistee – trotz seines Namens – nicht eiskalt, sondern eher lauwarm getrunken. Zwar versprechen kalte Getränke kurzzeitige Abkühlung, doch geben sie unserem Körper das falsche Signal: zusätzliche Wärme zu produzieren. Bei zu heißen Getränken geschieht das Gegenteil. Der Körper gerät in starkes Schwitzen und muss den Flüssigkeitsverlust wieder ausgleichen. Die beste Lösung im Hochsommer sind deshalb warme bzw. lauwarme Getränke. So führen Sie dem Körper Flüssigkeit und Mineralstoffe zu und kommen nur leicht ins Schwitzen. Der Wasserfilm auf der Haut führt dann durch die Verdunstung zur gewünschten Abkühlung ohne dabei zu viel Flüssigkeit zu verlieren.

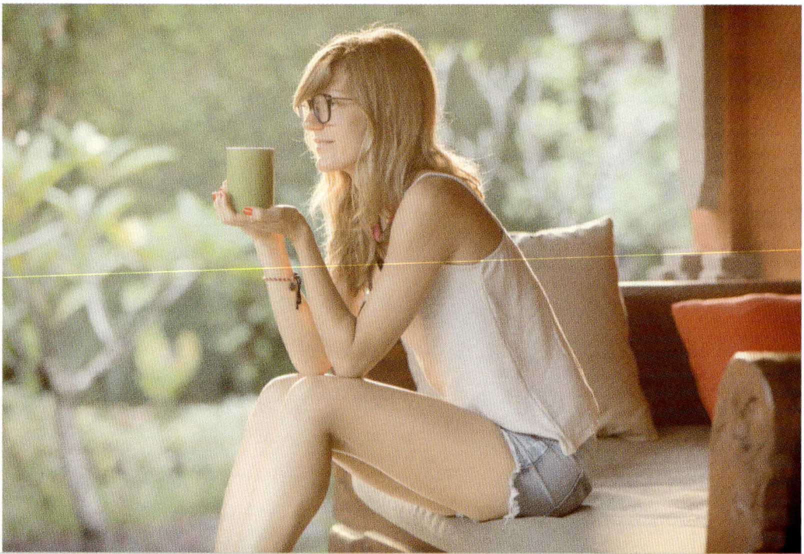

Welcher Tee ist für Eistee geeignet?

Im Prinzip können Sie aus jeder Teesorte einen Eistee zubereiten. Ideal sind Kräutertees, Früchtetees sowie Schwarz- und Rooibostees. Je intensiver die Teesorte ist, desto weniger verwässert der Geschmack durch die Zugabe von Eiswürfeln. Eistee können Sie auf verschiedene Arten zubereiten. Klassisch kochen Sie die doppelte Teemenge als normal und lassen den Tee nach Anleitung ziehen. Geben Sie einige Eiswürfel in ein Glas oder eine Karaffe und gießen Sie den heißen Tee darüber. So können Sie ihn gleich genießen. Möchten Sie größere Mengen Tee vorbereiten, kochen Sie den Tee wie gewohnt, lassen ihn abkühlen und stellen ihn dann in den Kühlschrank. Mit einem Spritzer Zitrone bekommen Sie noch einen extra Frischekick.

Tee zum Entschlacken

Bei einer Flüssigkeitskur trinken Sie in der Regel mehr als sonst. Umso wichtiger, dass hier die Qualität stimmt. Kaufen Sie nur hochwertige Teesorten, die auf mögliche Rückstände geprüft und/oder aus biologischem Anbau stammen. Statt Beuteltees sind lose Tees empfehlenswert. Diese lassen sich nach Belieben dosieren und sind in der Regel aromatischer. Welche Sorten Sie zum Entschlacken verwenden, bleibt Ihnen überlassen. Sie können gerne Ihre Lieblingssorte trinken, dennoch lohnt es sich, auch einmal etwas Neues auszuprobieren. Dafür sind Entschlackungstage bestens geeignet. Als Basisgetränk sind Kräutertees eine gute Wahl. So wird Ihr Flüssigkeitshaushalt aufgefüllt und Sie können zwischen verschiedenen Sorten wählen.

Auch Rooibos- und Lapacho-Tee eignen sich hervorragend und stärken zudem das Immunsystem. Um den Stoffwechsel anzuregen, hat sich Mate-Tee bewährt. Nach Geschmack können Sie diesen noch mit Kardamom oder Muskat verfeinern. Mit einem hohen Anteil an Antioxidantien zeigt sich der grüne Tee. Zudem kurbelt er den Stoffwechsel an und kann beim Abnehmen helfen. In Studien wird untersucht, ob grüner Tee gegen bakterielle Entzündungen helfen kann. Wer hingegen entwässern möchte, ist mit Brennnesseltee gut beraten. Die jungen Blätter eignen sich sogar für einen leckeren Salat. Eine besonders edle Teesorte mit mildem Geschmack ist der weiße Tee. Mit ihm gönnen Sie sich während Ihrer Entschlackungskur etwas ganz Besonderes. Für die Herstellung werden nur die geschlossenen Knospen der Teepflanze verwendet, wobei für ein einziges Kilogramm rund 30 000 Knospen benötigt werden. Mit diesem Hintergrundwissen verwundert es nicht, dass weißer Tee seinen Preis hat.

Aromawasser

Wem Mineralwasser auf Dauer zu eintönig ist, kann es mit gesunden Inhaltsstoffen anreichern. Denn Aromawasser, auch als Infused Water bekannt, lässt sich ganz leicht selbst herstellen. Dazu brauchen Sie nur Wasser, etwas Obst und/oder Gemüse und Kräuter. Vor allem im Sommer ist das Getränk wunderbar erfrischend, zudem können Sie es nach Ihrem eigenen Geschmack zubereiten. So vermeiden Sie künstliche Zusatzstoffe und Aromen und tun viel für Ihr

Wohlbefinden. Zum einen schmeckt das aromatisierte Wasser gut, zum anderen werden Sie dazu animiert, mehr zu trinken und damit Schlacken aus dem Körper zu lösen. Denn das bunte Wasser sieht appetitlich aus und begeistert auch Menschen, die häufig zu wenig trinken. Probieren Sie doch mal das erfrischende Grapefruit-Minze-Wasser (siehe S. 158) oder das aromatische Erdbeer-Basilikum-Wasser (siehe S. 158).

Auch wenn das angereicherte Wasser vor allem im Sommer begehrt ist, ist es keinesfalls nur für die heiße Jahreszeit geeignet. Denken Sie nur an die erste Rhabarberernte im Jahr. Daraus lässt sich ein schmackhaftes Aromawasser zubereiten, für das Sie lediglich eine Stange Rhabarber, einige Erdbeeren sowie Limettenscheiben und Basilikum benötigen. Putzen und waschen Sie das Gemüse und schneiden Sie es in kleine Stücke. Kochen Sie es weich und lassen

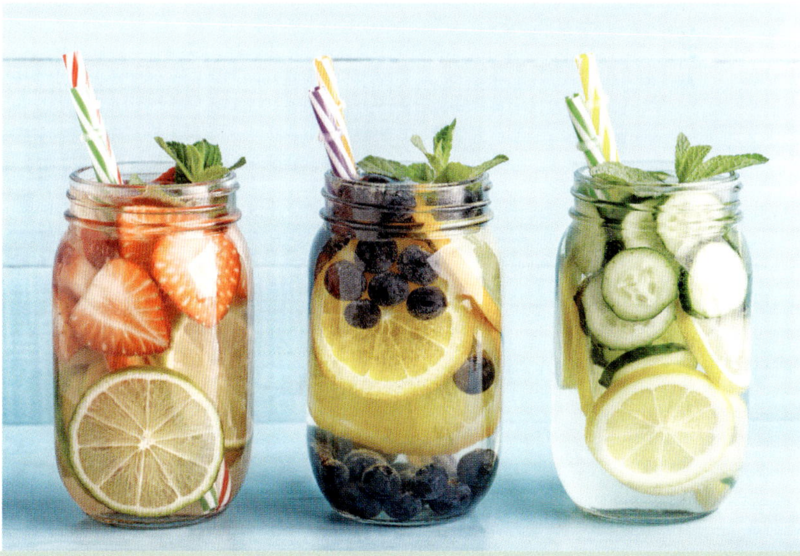

Sie es abkühlen. Geben Sie den Rhabarber zusammen mit geputzten Erdbeeren, Basilikumblättern und Limettenscheiben in eine Karaffe und gießen Sie ca. ein Liter Wasser dazu. Lassen Sie das Ganze nun zwei Stunden im Kühlschrank ziehen – fertig ist ein leckeres Infused Water. Weitere Frühlingsideen: Holunderbeeren-Erdbeer-Wasser, Erdbeer-Gurken-Wasser oder Zitronenmelisse-Limetten-Wasser. Zitronenmelisse ist übrigens mit der Minze verwandt und hat eine erfrischend-zitronige Note.

Sollten Sie von Aromawasser begeistert sein, lohnt es sich, ein paar Töpfchen mit Minze auf dem Balkon oder im Gartenbeet selbst zu ziehen. Probieren Sie doch einmal neben der klassischen Minze Schoko-Minze, Apfel-Minze oder Erdbeer-Minze aus. Sie duften nicht nur wunderbar, sondern eignen sich auch hervorragend zum Aromatisieren

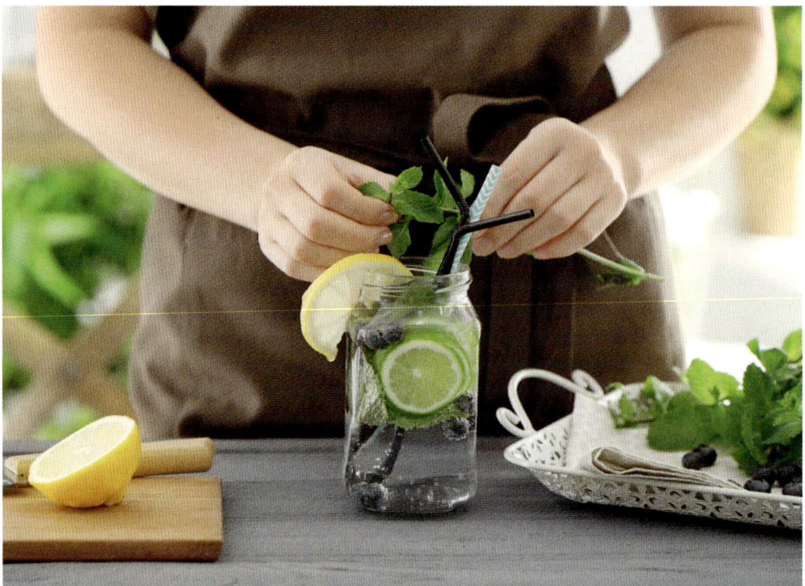

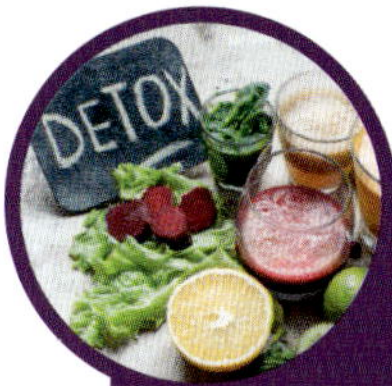

Master-Cleanse-Wasser

Ein ganz besonderes Aromawasser ist das „Master-Cleanse-Wasser", das klassisch aus Zitronensaft, Ahornsirup und Cayennepfeffer besteht. Die scharfe Zitronenlimo ist Hauptakteur bei der Master-Cleanse-Diät, bei der man zehn Tage lang nichts anderes als das Master-Cleanse-Wasser zu sich nimmt. Dadurch sollen der Fettstoffwechsel und die Entgiftung angekurbelt werden. Für eine sanfte Entgiftungs-Kur ist diese radikale Diät jedoch nicht geeignet, da während der zehn Fastentage die Nährstoffversorgung viel zu einseitig und kaum ausreichend ist. Wer bei einem 24-Stunden-Detox jedoch mal das berühmte Master-Cleanse-Wasser probieren möchte, findet eine Rezept-Variante mit frischem Ingwer auf S. 161.

und Dekorieren. Im Sommer können Sie in allem schwelgen, was Ihr Garten oder der Wochenmarkt zu bieten hat. Daraus lassen sich herrliche Geschmacksrichtungen für das Wasser kreieren, die für eine Detox-Kur ideal sind. Im Herbst eignen sich Himbeeren, Brombeeren, Trauben und Äpfel, aber auch Tomaten, Sellerie und Möhren. Sind Sie von Infused Water begeistert? Das ist schön, denn auch in der kalten Jahreszeit brauchen Sie auf die herrlichen Aromen nicht zu verzichten. Neben heißem Tee hat auch winterliches Aromawasser seine Berechtigung. Hier kommen Orangen, Äpfel und eine Prise Zimt ins Spiel und schon riecht es richtig weihnachtlich. Experimentieren Sie mit Kardamom, Nelken und Ingwer und genießen Sie auch im Winter erfrischende Detox-Momente.

Exkurs: Detox-Körperpflege

Entgiften hat nicht nur mit einer Ernährungsumstellung zu tun, sondern auch mit einer besonderen Körperpflege. Durch Darmreinigung, Ölziehen oder besondere Bäder wird der Körper beim Entgiften unterstützt und erhält von innen und von außen wichtige Impulse für seine Selbstreinigung.

Darmreinigung

Eine Fastenkur beginnt immer mit einer Darmentleerung. Beim sanften Entgiften haben Sie mehrere Möglichkeiten, den Darm zu reinigen. Eine davon ist die Darmreinigung, Shank Prakshalana. Dabei wird der Magen-Darm-Trakt mit Salzwasser gespült, das während bestimmter Übungen und Bewegungen durch den Verdauungstrakt geführt wird. So werden Giftstoffe aus dem Darm gelöst und ausgeschieden. Wenn Sie diese Art der Darmreinigung noch nicht kennen, sollten Sie sie das erste Mal mit Anleitung eines Therapeuten durchführen. Sind Sie bereits geübt, spricht nichts dagegen, Shank Prakshalana zu Hause zu praktizieren. Eine andere Methode ist die Colon-Hydro-Therapie, wobei Sie außer einer Darmspülung auch eine gründliche Darmmassage erhalten. Die Therapie wird von Ärzten und Heilpraktikern angeboten. Möchten Sie die Darmreinigung ganz besonders sanft angehen, können Sie sich für Flohsamenschalenpulver (Psyllium), Mineralerde (Bentonit) und Probiotikum zum Aufbau einer gesunden Darmflora entscheiden. Wichtig ist, viel dazu zu trinken.

Ölziehen und Zungenreinigen

Um die körperliche und geistige Reinigung zu unterstützen, gibt es einige Techniken, mit denen Sie die Entschlackung noch fördern können. Probieren Sie auch Ihnen unbekannte Methoden aus, vielleicht finden Sie dabei eine Art der Reinigung, die Sie in Zukunft öfter praktizieren möchten. Beim Ölziehen wird der Mund mit Öl gespült. Geeignete Öle sind Kokosöl, Olivenöl, Sesamöl oder andere pflanzliche Öle. Die Zähne werden erst nach dem Ölziehen geputzt! Nehmen Sie einen Esslöffel Öl in den Mund und ziehen sie ihn von links und rechts und durch die Zahnzwischenräume. Sie werden sehen, wie das Öl dabei seine Farbe verändert. Nach einigen Minuten spucken Sie das Öl aus und spülen Ihren Mund mit frischem Wasser. Ölziehen können Sie täglich praktizieren. Neben dem Ölziehen gehört auch die Zungenreinigung zu den klassischen Ayurveda-Ritualen. In Asien ist es selbst-

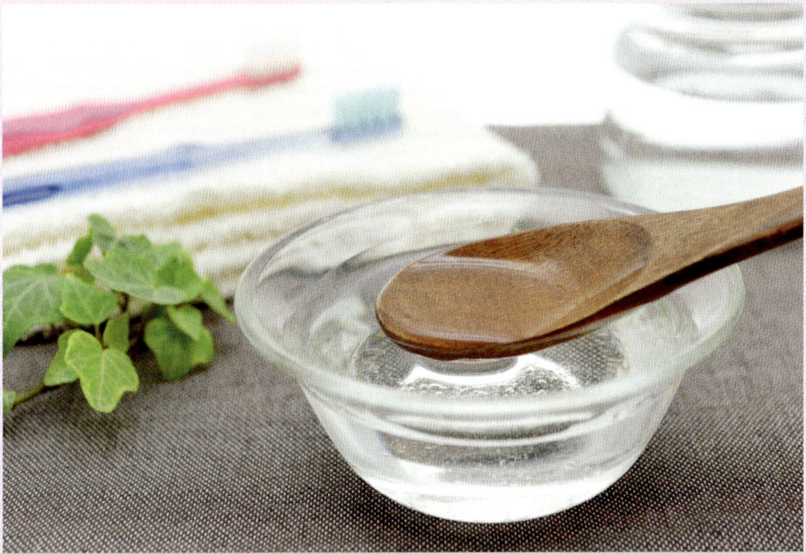

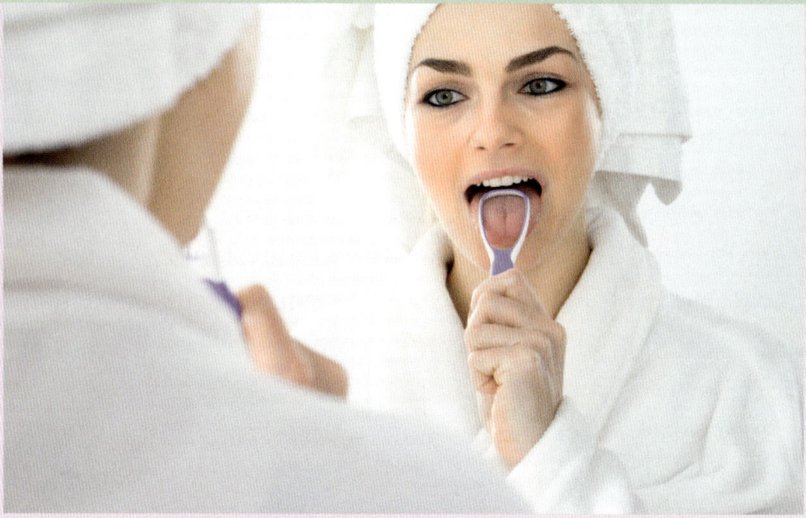

verständlich, nicht nur die Zähne, sondern auch die Zunge zu reinigen. Europa ist hier noch etwas zögerlicher. Meist werden nur die Zähne geputzt. Sehen Sie die Zungenreinigung als Morgenritual, wobei Sie die Oberfläche der Zunge mit speziellen Zungenschabern und einer speziellen Zungenbürste sanft abschaben. Durch das Entfernen des Belags werden die Entgiftungs- und Verdauungsorgane entlastet, zudem werden Bakterien entfernt. Außerdem hilft eine regelmäßige Zungenreinigung gegen Mundgeruch. Sind Sie mit der Technik noch nicht vertraut, gehen Sie bei der Reinigung sanft vor und nehmen Sie sich die ersten Tage genügend Zeit. Nach der Zungenreinigung folgt das Ölziehen.

Ishnaan

Eine weitere Methode ist Ishnaan, eine yogische Wassertherapie aus dem Kundalini-Yoga, bei der der Körper mit kaltem Wasser abgeduscht wird. Ishnaan hilft nicht nur, Körper und Seele mit neuer Energie zu versorgen, sondern soll auch bei der Entgiftung unterstützen. Beim ersten Mal kostet es Sie wahrscheinlich etwas Überwindung, denn Ishnaan wirkt am besten, je kälter das Wasser ist. Bevor Sie kalt duschen, reiben Sie Ihren Körper mit Mandelöl ein, um Schlacken zu lösen und die Kälte etwas erträglicher zu machen. Danach stellen Sie das kalte Wasser an und beginnen langsam, sich von den Füßen und Beinen bis hin zum Oberkörper sehr kalt abzuduschen. Trocknen Sie sich anschließend mit einem Handtuch ab und ziehen Sie sich an, damit der Körper nicht zu viel Wärme verliert. Das kalte Duschen stärkt nicht nur Kreislauf und Immunsystem, sondern auch Seele und Geist. Leiden Sie unter gesundheitlichen Problemen, sollten Sie vorab mit Ihrem Arzt besprechen, ob Ishnaan für Sie geeignet ist.

Basische Bäder und Fußbäder

Bei einer Entgiftungskur werden Schlacken gelöst, Säuren neutralisiert und Schadstoffe aus dem Körper ausgeschieden. Neben Leber, Niere und Darm zählt auch die Haut zu den körpereigenen Entgiftungsorganen. Unterstützen Sie Ihre Haut daher mit wohltuenden Bädern und Massagen. Sehr effektiv ist die basische Körperpflege. Um die Haut als Ausscheidungsorgan zu nutzen, bieten sich mehrere Möglichkeiten an: basische Fuß- und Vollbäder, basische Strümpfe und Stulpen, Massagen, Dampfbäder und Sauna. Basische Vollbäder sind besonders effektiv zur wirkungsvollen Entsäuerung. Damit sie bestmöglich wirken, wird in der Regel eine Badedauer von mindestens 30 Minuten, besser länger, empfohlen. Da nicht jeder Mensch längere Vollbäder ohne Weiteres verträgt, sollten Sie langsam beginnen. Bei Vorerkrankungen und niedrigem Blutdruck fragen Sie vorab Ihren Arzt, ob er Ihnen Basenbäder empfiehlt. Alternativ nutzen Sie einfach basische Fußbäder. Auch hierfür sollten Sie sich mindestens 30–60 Minuten Zeit nehmen. Für eine noch effektivere Entgiftung können Sie die Basenbäder noch mit einer Bürstenmassage unterstützen. Dadurch aktivieren Sie den Blut- und Lymphkreislauf, Schadstoffe werden abtransportiert und die Haut von abgestorbenen Hautpartikeln befreit. Nach einem Basenbad mit Bürstenmassage fühlen Sie sich wie „neugeboren“. Bürstenmassagen können Sie übrigens auch nach dem Entgiften in Ihren Alltag integrieren.

Massagen und Wickel

Bauchmassagen und Leberwickel unterstützen das sanfte Entgiften. Die Leber gilt als zentrales Entgiftungsorgan des Stoffwechsels und ist für Leberwickel sehr dankbar. Dabei wird das Organ sowie die gesamte Bauchregion besser durchblutet und der gesamte Stoffwechsel in Schwung gebracht. Für den Leberwickel benötigen Sie eine Wärmflasche sowie zwei Hand- oder Leinentücher. Füllen Sie die Wärmflasche mit heißem, aber nicht zu heißem Wasser und befeuchten Sie ein Drittel eines Tuchs mit warmem Wasser. Falten Sie das Tuch zusammen und legen Sie die gefüllte Wärmflasche zwischen die trockenen Bereiche des Tuchs. Legen Sie sich bequem auf den Rücken, packen Sie Ihre

Füße warm ein (warme Socken oder eine Decke) und platzieren Sie die Wärmflasche mit der feuchten Tuchseite auf die rechte Bauchseite, unterhalb Ihres Rippenbogens. Die Temperatur des Leberwickels sollte angenehm für Sie sein, also nicht zu heiß. Entspannen Sie nun etwa 20 Minuten. Sie können den Leberwickel vor dem Mittagessen und abends – dann wirkt er schlaffördernd – anwenden. Empfinden Sie ihn als unangenehm oder rät Ihr Arzt Ihnen allgemein von Leberwickeln ab, versuchen Sie eine andere Methode, um die Entgiftung zu unterstützen. Manche Menschen mögen lieber Bauchmassagen, um so die Entschlackung und Entgiftung des Stoffwechselsystems zu fördern. Wenn Sie keinen Therapeuten dafür haben, können Sie eine Bauchmassage selbst durchführen, aber immer nur bei leerem Magen. Zu sehr drücken sollten Sie dabei nicht, die Massage soll angenehm und entspannend sein. Massieren Sie mit dem Handballen im Uhrzeigersinn in kleinen Kreisen Ihre Bauchregion.

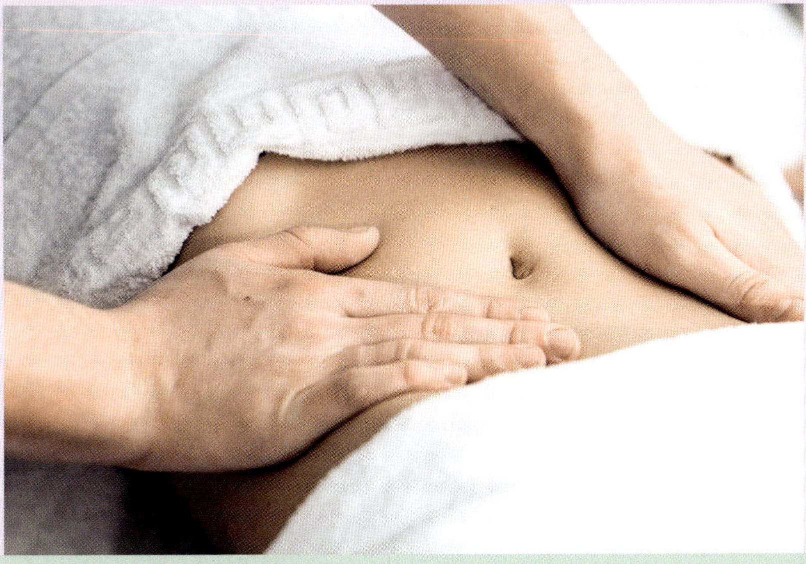

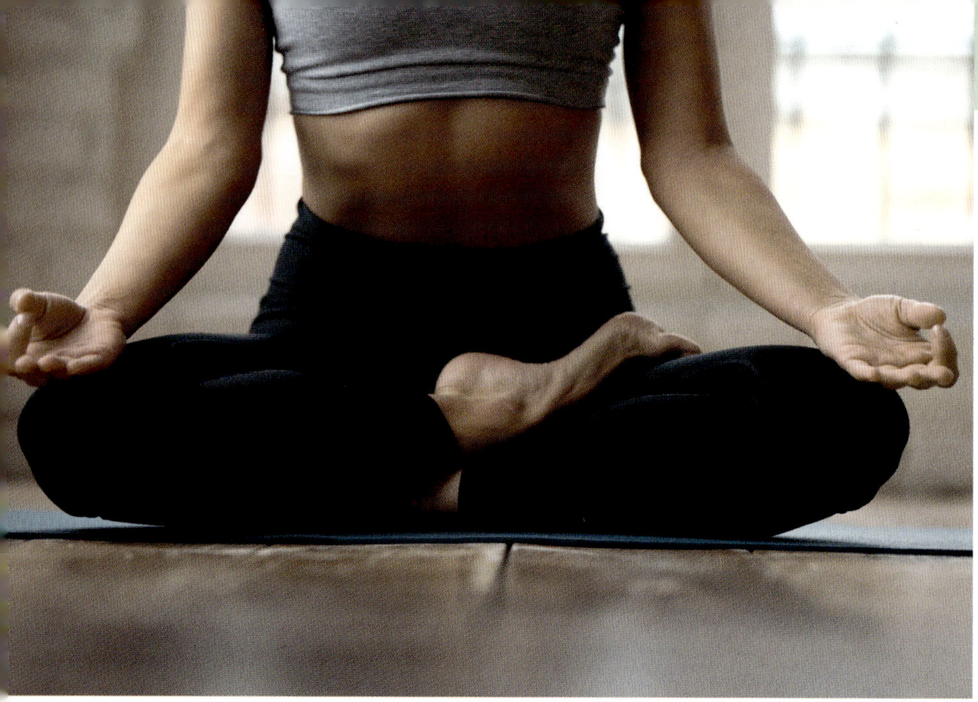

Detox für Körper & Geist

Zusätzlich zu einer gesunden Ernährung hilft Bewegung der Entgiftungsfunktion des Körpers auf die Sprünge. Denn eines der wichtigsten Systeme für die Selbstreinigung des Körpers ist das Lymphsystem. Das funktioniert ähnlich wie die Müllabfuhr und entfernt Viren, Bakterien und Zellreste. Täglich werden etwa zwei Liter Gewebeflüssigkeit – die Lymphe – transportiert.

Damit die aufgenommenen Schadstoffe zügig entsorgt werden können, muss das Lymphsystem Höchstleistungen vollbringen. Funktioniert das System nicht richtig, bilden sich Flüssigkeitsansammlungen, sogenannte Lymphödeme. Durch Bewegung bringen Sie Ihr Lymphsystem in Schwung, gleichen den dortigen Wasserhaushalt aus und beugen Ödemen vor.

Mit Yoga entgiften

Im Gegensatz zum Blutkreislauf, der vom Herzen angetrieben wird, hat das Lymphsystem keinen eigenen Antrieb. Es ist auf die Kontraktion unserer Muskeln angewiesen. Atmung und Bewegung sind deshalb essenziell. Und welche Kombination würde sich da besser eignen als Yoga? Denken Sie hier nur an die Asanas (bestimmte Yogahaltungen) und Pranayama (yogische Atemübungen). Im nächsten Abschnitt erfahren Sie, welche Asanas für den Stoffwechsel besonders gut geeignet sind und mit welchen Atemübungen Ihre Lymphflüssigkeit in Fahrt kommt. Anfänger sollten die Haltungen zwischen fünf entspannten Atemzügen und zwei Minuten lang halten. Die Zwischenentspannung – also die Pause zwischen den Stellungen – sollte so lange dauern wie die Asanas selbst.

Detox-Atemtechniken

Durch die Atmung allein können Sie schon viel beeinflussen. Meist atmen wir zu flach, dabei ist das richtige Atmen wichtig für den gesamten Organismus. Denn eine optimale Sauerstoffversorgung ist für Gehirn und innere Organe essenziell, damit sie reibungslos funktionieren. Ein tiefer Atem kann außerdem entspannen und neue Energie schenken. Atmen Sie einige Male ganz bewusst tief ein und aus und konzentrieren Sie sich dabei auf Ihren Atemfluss. Merken Sie, wie Sie sich frischer fühlen?

Yogische Atemübungen

Die yogischen Atemübungen werden als Pranayama bezeichnet. Über die Atmung nehmen wir Sauerstoff und Prana (Lebensenergie) auf. Haben Sie Sorgen oder Stress, leiden Sie unter Verspannungen oder haben Sie allgemein eine schlechte Körperhaltung, atmen Sie gewöhnlich viel zu flach, überwiegend in den Brustbereich. Den meisten Menschen fällt das gar nicht auf, da sie es so gewohnt sind. Doch durch eine zu flache Atmung bekommen Sie zu wenig Sauerstoff und sind viel schneller erschöpft. Um also fitter zu werden, sollten Sie tief atmen. Die yogischen Atemübungen helfen Ihnen dabei, zu einer natürlichen, bewussten und tieferen Atmung zu finden. So lernen Sie, Ihren Atem bewusst wahrzunehmen und ihn zu steuern. Die Vorteile: Ihre Lebensenergie wird aktiviert und kann wieder fließen. Zudem lässt sich Stress ganz einfach wegatmen. Haben Sie sich aufgeregt und möchten Sie sich schnell beruhigen, probieren Sie einmal Folgendes aus: Zählen Sie beim Luftholen bis vier und beim Ausatmen bis sechs. Fühlen Sie, wie Sie ruhiger werden?

Wechselatmung (Anuloma Viloma)

Sie wirkt harmonisierend und ausgleichend. Bei der Wechselatmung atmen Sie durch ein Nasenloch ein und durch das andere wieder aus. Verschließen Sie hierfür mit dem Daumen das rechte Nasenloch und atmen Sie tief über links aus und entspannt wieder ein. Verschließen Sie nun mit dem Ringfinger das linke Nasenloch und atmen Sie intensiv über rechts aus und entspannt wieder ein. Danach über rechts einatmen und über links ausatmen und anschließend über links einatmen und über rechts ausatmen. Atmen Sie so mehrmals in Ihrem Rhythmus ein und aus. Das sorgt dafür, dass die linke und die rechte Seite des Körpers und des Gehirns energetisch wieder ins Gleichgewicht kommen.

Feueratmung (Kapalabhati)

Diese Atmung ist stark aktivierend und entgiftend. Da Sie hier stoßweise schnell atmen, gelangt viel Sauerstoff ins Blut. Setzen Sie sich aufrecht in den Schneider- oder Lotussitz und entspannen Sie Ihren Atem. Beginnen Sie nun rhythmisch durch die Nase schnell ein- und auszuatmen. Beim Ausatmen spannen Sie die Bauchmuskeln an, beim Einatmen entspannen Sie diese wieder. Durch die heftige Ausatmung mit Unterstützung der Bauchmuskeln wird die Lunge vollständig entleert und Sie können über den Atem

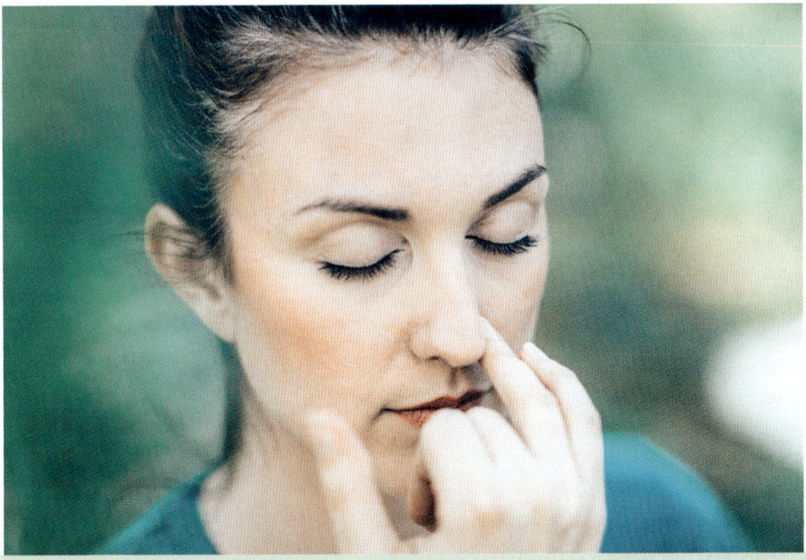

entgiften. Zudem trainieren Sie quasi nebenbei die aktiven Bauchmuskeln. Der Brustkorb und auch die Schultern werden dabei kaum bewegt.

Hinweis: Schwangere sollten die Feueratmung nicht durchführen.

Löwenatmung (Simha Mudra)

Die Löwenatmung trägt ihren Namen völlig zu Recht, denn hier können Sie mal so richtig Dampf ablassen. Atmen Sie tief ein, reißen Sie den Mund und die Augen auf und strecken Sie die Zunge weit heraus. Dann kraftvoll und geräuschvoll ausatmen (wie ein Löwe brüllen). Beugen Sie beim Ausatmen den Oberkörper nach vorne. Die Übung hilft, angestaute Energien rauszulassen und wirkt sich positiv auf die Verdauung aus.

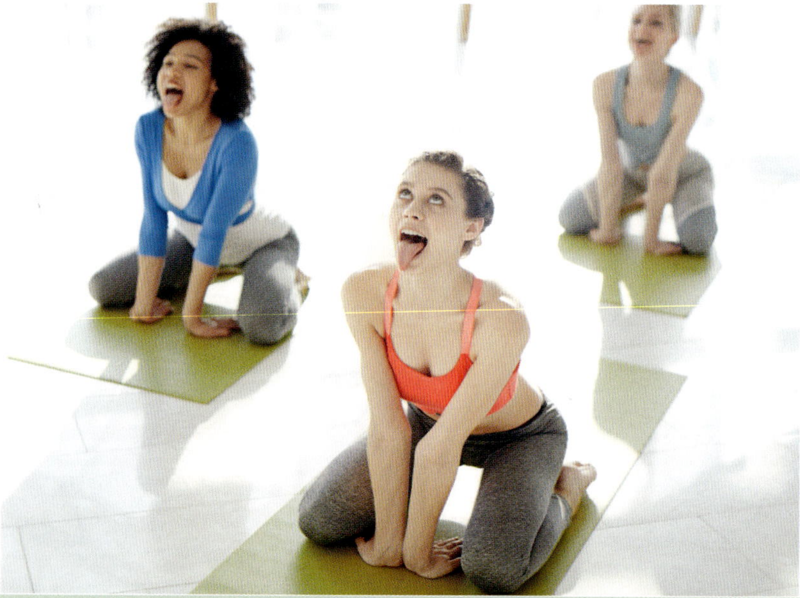

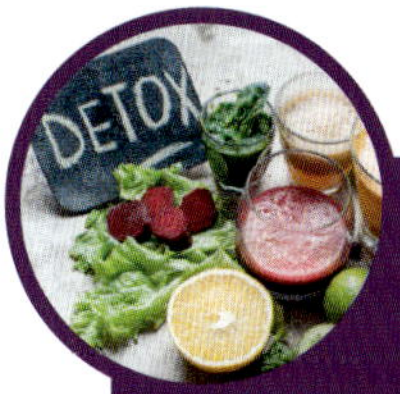

Atmen ohne Druck

Die hier vorgestellten Pranayama-Übungen wirken effektiv gegen Stress und geben Ihnen neue Energie. Zudem wirken sie entgiftend, denn wer tief ausatmet, kann auch über die Atmung entgiften. Bei allen Atemübungen gilt: Lassen Sie den Atem frei fließen und kontrollieren Sie ihn ohne Druck.

Atmen Sie tief durch

Wenn Sie Atemübungen nicht gewohnt sind, kommen Ihnen diese vielleicht überflüssig vor. Schließlich läuft das Atmen ja „automatisch" ab ohne, dass Sie sich darauf konzentrieren. Doch je öfter Sie diese Übungen im Alltag praktizieren, desto mehr werden Sie die positiven Auswirkungen spüren. Um eine Beziehung zum eigenen Atem herzustellen, gibt es einen ganz einfachen Weg. Nehmen Sie sich jeden Tag ein paar Minuten Zeit, schließen Sie die Augen und konzentrieren Sie sich ausschließlich auf Ihren Atem. Beobachten Sie, ob er schnell oder langsam, flach oder tief ist. Sie werden merken, wie sich Ihr Atem im Laufe des Tages ändert. Wenn Sie wütend sind, wird sich Ihr Atem beschleunigen und flacher werden. Sobald Sie das spüren, können Sie gegensteuern. Atmen Sie langsamer und tief in den Bauch hinein, und Sie werden merken, wie Sie sich wieder beruhigen. Je besser Sie Ihren Atem kontrollieren können, desto leichter können Sie das auch in belastenden Situationen anwenden. Neben den täglichen Atemübungen gibt es noch weitere Möglichkeiten, Körper und Geist zu entspannen und sich selbst Gutes zu tun. Dazu gehören Meditationen, langsame Aktivitäten in der Natur und ganz allgemein: Detox your life.

Meditation & mentales Entgiften

Wer detoxen will, sehnt sich in aller Regel nach Gesundheit, Entlastung und Entschleunigung. Sich um sich selbst kümmern, liebevoll angerichtete Mahlzeiten genießen und mehr Lebensfreude zu gewinnen. Ihren Geist zu entlasten, ist ein weiterer Schritt auf dem Weg zu mehr Lebensqualität. Haben Sie sich schon einmal gefragt, was sich alles an Ballast in Ihrem Kopf ansammelt? Ihr Gehirn speichert täglich unzählige Informationen. Die Speichereinheiten dazu finden sich in den Synapsen, das sind feine Verästelungen, über die sich die Nervenzellen im Gehirn miteinander vernetzen.

Lassen Sie Ihr Gehirn zur Ruhe kommen

Selbst wenn das Gehirn in den Ruhemodus schaltet, verbraucht es Energie. Eine Region ist dann sogar besonders aktiv. Wissenschaftler haben dieser Region den Namen „Default Mode Network“ gegeben. Um deren Aktivität zu hemmen und die Gedanken wirklich zur Ruhe kommen zu lassen, ist Meditation eine hervorragende Möglichkeit. Wie in Hirnstudien festgestellt wurde, geht Meditation über eine normale Entspannung hinaus. Wer regelmäßig meditiert, ist also in der Lage, das „Ruhezustandsnetzwerk“ zu beeinflussen. Es bleibt spannend, was die weiteren Forschungen im Hinblick auf das Gehirn und die einzelnen Regionen herausfinden. Unbestritten jedoch ist, dass Meditation helfen kann, Ihre Gedankenflut zu beruhigen.

Mentale Entspannung gegen Stress

Im Alltag ist das Gleichgewicht zwischen An- und Entspannung allzu oft gestört. Zwar gehört Stress zum Leben dazu, doch zu viel davon kann krank machen. Forschungen haben ergeben, dass Dauerstress mitverantwortlich für zahlreiche Erkrankungen ist, auch indirekt kann er sich negativ auswirken. Wer sich überlastet fühlt, ernährt sich oft ungesünder, raucht mehr und vernachlässigt Sport und Bewegung. Zudem nimmt die Leistungsfähigkeit ab und fordert noch mehr Energie. Ein ungesunder Kreislauf! Allgemeine Formeln, die das Problem auf allen Ebenen lösen, gibt es nicht. Doch es gibt einige Möglichkeiten, Stress zu

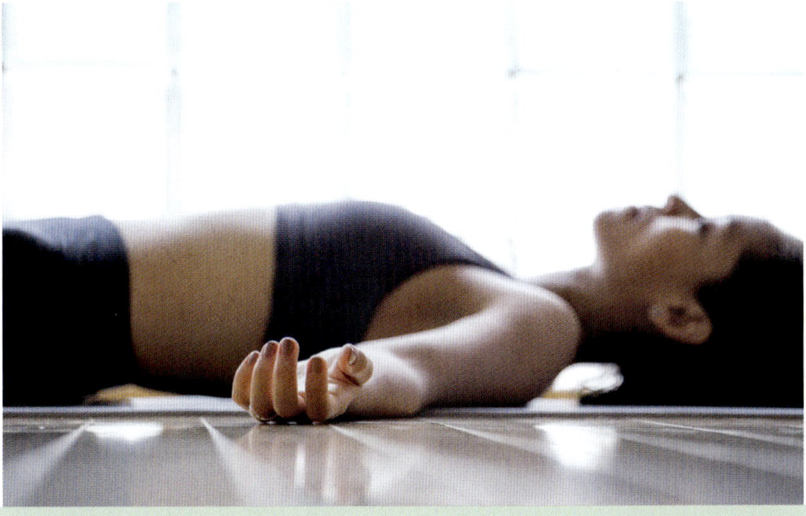

bewältigen und neue Energie zu schöpfen. Neben Sport- und Fitnesstraining sowie verschiedenen Atemtechniken ist die mentale Entspannung eine gute Möglichkeit, Stress abzubauen und einen tiefen Entspannungszustand zu erreichen. Das ermöglicht Ihnen, neue Kräfte und Energien freizulegen und Müdigkeit zu überwinden. Mit etwas Übung können Sie sich selbst in einen mentalen Entspannungszustand versetzen. Dafür gibt es verschiedene Techniken – probieren Sie selbst aus, welche Ihnen besonders liegen und wenden Sie diese dann regelmäßig an.

Meditieren lernen

Wie Yoga ist auch Meditation eine Kunst für sich. Wenn Sie noch nie meditiert haben, lohnt es sich, unter fachkundiger Anleitung die ersten Schritte zu erlernen. Sie können Kurse

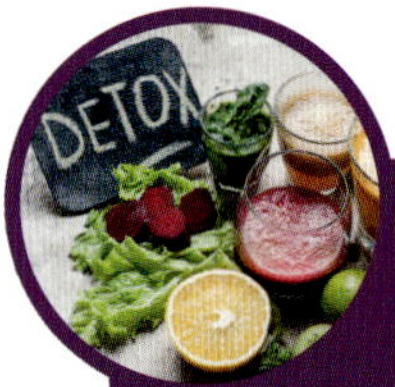

Übersicht verschiedener Techniken, um mental zu entspannen

- verschiedene Atemtechniken, z. B. yogische Atmung
- Vorstellungstechnik (hier stellen Sie sich entspannende Situationen vor – bewusst tagträumen)
- Meditation, insbesondere die Stillemeditation oder die Achtsamkeitsmeditation sind für Anfänger gut geeignet
- Yoga, insbesondere Yin Yoga, bei dem Entspannung und zur Ruhe kommen im Vordergrund stehen
- Autogenes Training

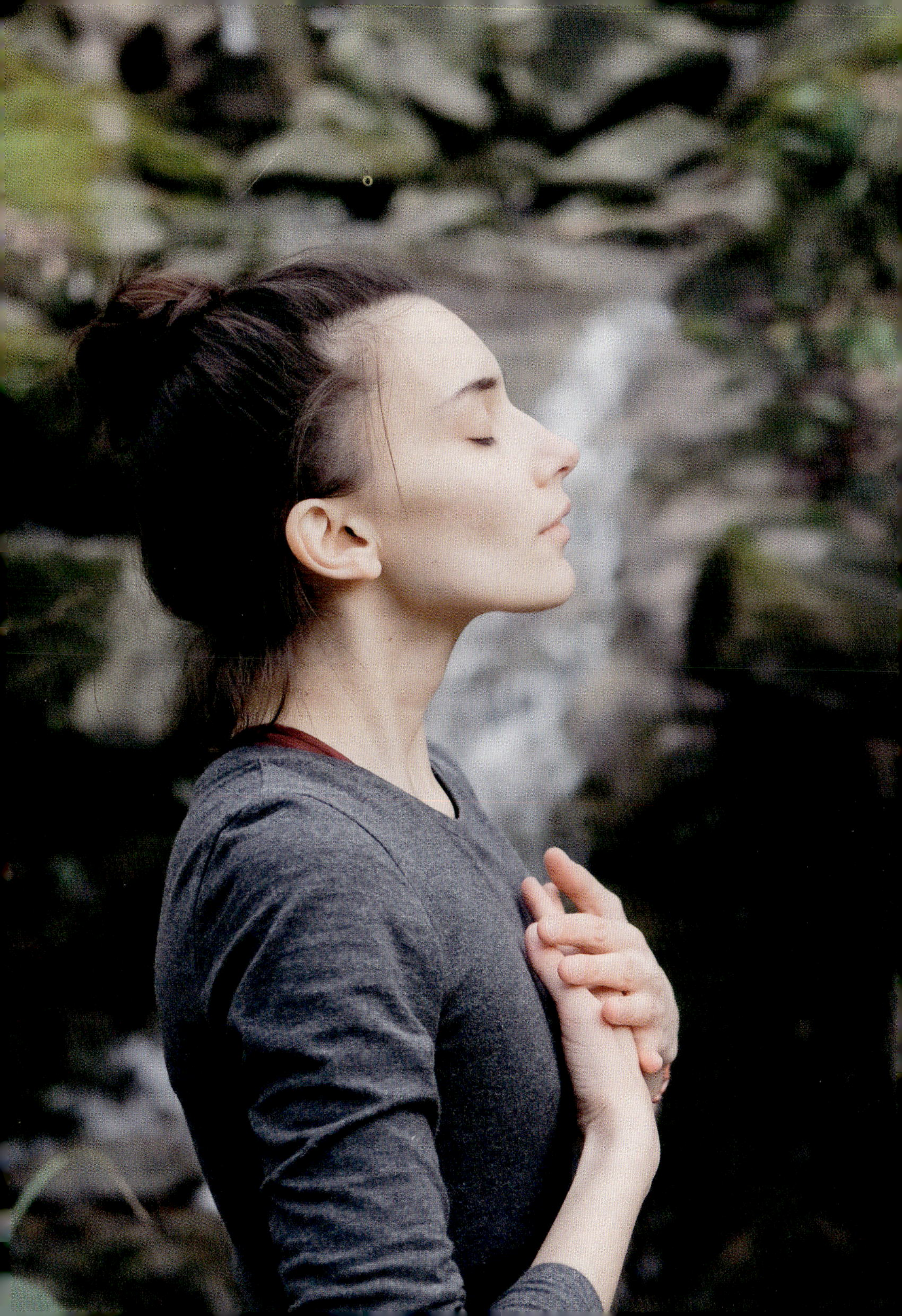

in Ihrer Umgebung besuchen oder an einem der Online-Kurse der gesetzlichen Krankenkassen teilnehmen. Hier erfahren Sie, wie meditative Übungen Ihnen dabei helfen, Körper und Geist bewusst wahrzunehmen. Das versetzt Sie in die Lage, belastende Situationen im Alltag besser zu bewältigen und zu mehr Gelassenheit und Ruhe zu finden. Manche Krankenkassen bieten auch Kurse zur Stressbewältigung durch Achtsamkeit an. Hier werden meditative Übungen mit Yogaübungen verbunden. Auch das ist eine Möglichkeit, Stress zu reduzieren und Körper, Seele und Geist zu „entgiften".

Ruheoasen schaffen

Gönnen Sie Ihrem Körper und Ihrem Zuhause eine Grundsanierung. Ihren Körper verwöhnen Sie mit leckeren Smoothies und köstlichen Mahlzeiten, Ihre Wohnung bekommt ein Facelifting. Doch keine Angst, die Kosten sind überschaubar. Außer Zeit müssen Sie nichts investieren. Und diese Zeit ist wirklich eine sinnvolle Investition.

Abschied nehmen und neue Wege gehen

Genauso, wie Sie Ihren Körper von überflüssigem Ballast befreien, räumen Sie nun Ihre Wohnräume auf, „entrümpeln" Ihre Schränke und befreien sich von Altlasten. So schaffen Sie Platz für Neues und werden mit Glücksgefühlen belohnt. Zusätzlich üben Sie sich im Digital-Detox. Das

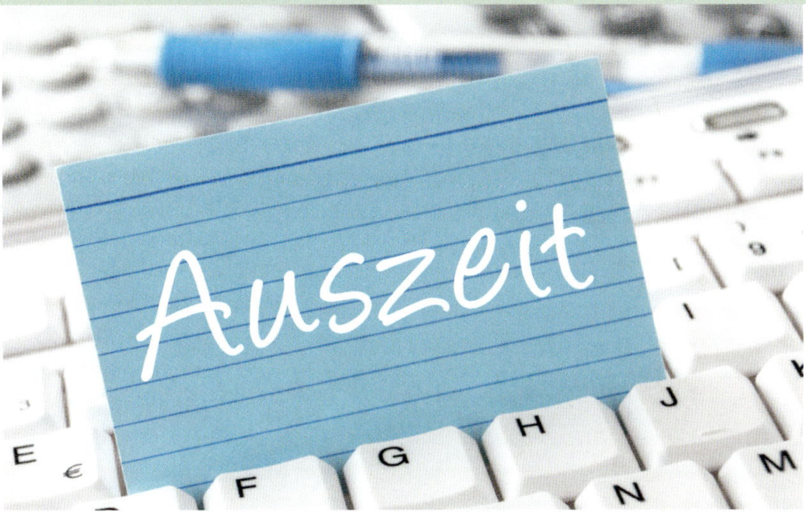

bedeutet, dass Sie während der Entgiftungstage alle elektronischen Kommunikationsmittel abschalten. Schaffen Sie das nicht komplett, versuchen Sie, einen halben oder einen ganzen Tag abstinent zu sein. Bevor Sie detoxen, sollten Sie deshalb Wichtiges erledigen und auch in Ihrem Terminkalender genügend Platz lassen. So fühlen Sie sich beim Entgiften nicht unter Druck gesetzt und können sich ganz auf sich selbst konzentrieren. Sie werden wahrscheinlich merken, dass es gar nicht so einfach ist abzuschalten. Vor allem dann, wenn Sie gewohnt sind, täglich viele Aufgaben zu erledigen und nach einem strengen Terminplan leben. Haben Sie nun auf einmal Freiraum, fühlt sich das so ungewohnt an, dass Sie vielleicht sogar unruhig oder nervös werden. Einfach deshalb, weil Sie es gar nicht mehr kennen, einfach mal nichts zu tun. Geben Sie sich in diesem Fall einfach etwas Zeit. Es ist nur eine Phase, die Sie aber überwinden können. Vielen Menschen geht es genauso wie Ihnen. Haben Sie sich erst einmal damit vertraut gemacht, dass

Nichtstun gut für Körper und Geist ist, empfinden Sie das nicht mehr als unangenehm. Schließlich sind Sie nach diesen Pausen sehr viel leistungsfähiger und können Ihre Aufgaben mit neuer Energie anpacken.

Detox für die Wohnung

Detox heißt nicht nur, ungesunde Gewohnheiten zu erkennen, sondern im Idealfall Denkanstöße zu erhalten und Gutes in den Alltag zu übernehmen. So, wie Sie Ihren Körper „entrümpeln", funktioniert das Aufräumen auch in den eigenen vier Wänden. Doch wo anfangen? Mittlerweile gibt es so viele Aufräum-Prinzipien, dass Sie mit den Büchern übers Aufräumen ein ganzes Regal füllen könnten. Doch es geht ja nicht darum, noch mehr Ballast anzusammeln, sondern um das Gegenteil. Möchten Sie Ihr Zuhause verändern? Falls ja, stellen Sie sich nacheinander in jedem Raum an die Türe und lassen Sie den Blick ganz in Ruhe schwei-

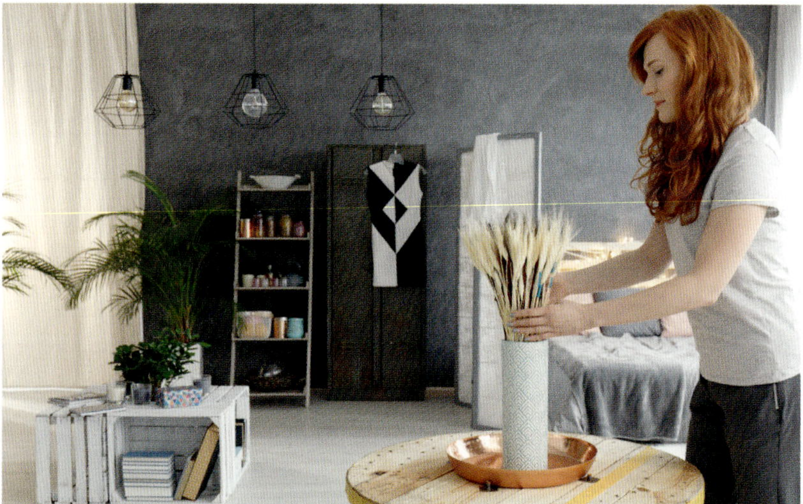

fen, ohne etwas zu bewerten. Sind mit Ihrem Rundgang fertig? Gab es einen Raum, in dem Sie das Gefühl hatten, hier muss ich dringend etwas ändern? Dann gehen Sie dorthin zurück und betrachten Sie den Raum aus verschiedenen Blickwinkeln. Stellen Sie sich ans Fenster, setzen Sie sich auf einen Sessel oder auch mitten auf den Boden. Was stört Sie? Fragen Sie sich, an welchen Dingen Sie wirklich hängen und was Sie aus verschiedenen Gründen nur aufgehoben haben, ohne es zu mögen. Vielleicht ist jetzt die Zeit, um Abschied zu nehmen. Nehmen Sie sich für solche Entscheidungen Zeit. Falls Sie merken, es fällt Ihnen schwer, dann verschieben Sie es auf den nächsten Tag. Nehmen Sie dann nochmal einen neuen Anlauf. Übrigens braucht es manchmal nicht viel an Veränderungen: Mit farbigen Gardinen, fröhlichen Kissen auf der Couch und einer persönlichen Fotowand bekommt das Zimmer schon eine ganz andere Atmosphäre, ohne dass Sie viel Geld ausgeben müssen.

Kleine Ruheoasen im Alltag schaffen

Nutzen Sie das sanfte Entgiften, um sich kleine Ruheoasen zu schaffen. Diese Gedankenanstöße nehmen Sie mit in Ihren Alltag und wenn Ihnen wieder einmal alles zu viel wird, ziehen Sie sich einfach in eine dieser Oasen zurück. Oft reichen schon ein paar Minuten aus, um die innere Ausgeglichenheit wieder herzustellen.
Auch mit folgenden kleinen Achtsamkeitsübungen können Sie ganz einfach im Alltag den Stress rausnehmen: Indem Sie kleine Achtsamkeits-Anker strategisch gut sichtbar po-

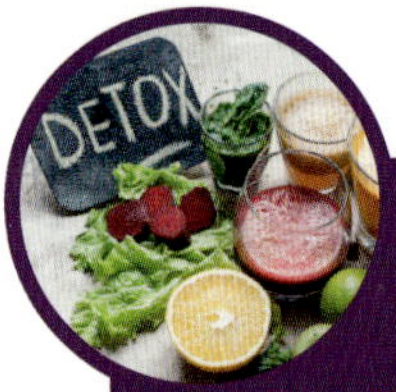

Entspannen mit Musik

Hören Sie Ihr Lieblingslied, tanzen Sie durch die Wohnung und tanken Sie neue Energie. Das geht übrigens auch prima, wenn Sie Essen vorbereiten. Auch dann können Sie beim Gemüseschnippeln mitsingen und die Hüften schwingen.

sitionieren, erinnern Sie diese auch in allergrößter Hektik an eine Atempause. Nehmen Sie z. B. eine kleine Münze, einen flachen Stein oder Knopf – Hauptsache, der Gegenstand passt in Ihr Portemonnaie oder auf Ihren Arbeitstisch. Verknüpfen Sie den kleinen Gegenstand mit einem Vorsatz oder einem positiven Gedanken. Das muss nichts Großartiges sein, ein Lächeln oder eine schöne Erinnerung reicht aus. Immer dann, wenn Sie den Gegenstand sehen oder berühren, wird er Sie an die Verknüpfung erinnern. Sobald Ihr Blick darauffällt, werden Sie automatisch lächeln und tiefer atmen. Ist diese Assoziationsübung für Sie noch ungewohnt? Dann holen Sie sich einen Tischaufsteller mit Achtsamkeitsübungen und Übungen für Ruhe und Entschleunigung. Das erinnert Sie jeden Tag daran, kleine Atempausen in Ihren Alltag zu integrieren.

Sanfte Bewegung in der Natur

Wenn Sie ein schnell getaktetes Leben führen, mag es Ihnen schwerfallen, einen Gang herunterzuschalten. Doch es kann gelingen! Nehmen Sie sich bewusst Zeit für entspannende

Handlungen und genießen Sie jeden Augenblick. Widmen Sie sich jetzt langsamen Aktivitäten, das gilt auch für den Sport. Auch wenn Sie schnelles Joggen und Power-Yoga lieben, ist es während der Detoxtage vorteilhafter, gemütliche Spaziergänge und Yin Yoga auszuprobieren. Sie werden merken, wie das entschleunigt. Haben Sie sich bisher nie Zeit für Wanderungen genommen, ist nun ein guter Zeitpunkt. Erkunden Sie Ihre nähere Umgebung zu Fuß und fühlen Sie, wie die Bewegung an der frischen Luft und der direkte Kontakt zur Natur einen wohltuenden Ausgleich zum hektischen Alltag schaffen. Falls Sie gerne fotografieren, können Sie Ihre Kamera einpacken – der Blick durch den Sucher eröffnet ebenfalls spannende Möglichkeiten, Ihre Umwelt mit anderen Augen zu sehen. Nutzen Sie die Entgiftungstage für eine ganz persönliche Auszeit, die nicht nur äußerlich, sondern auch innerlich einiges in Bewegung bringen kann. Vielleicht ist es nun an der Zeit, einiges in Ihrer Ernährung und Ihrem Leben „aufzuräumen“ und neue Impulse zu setzen.

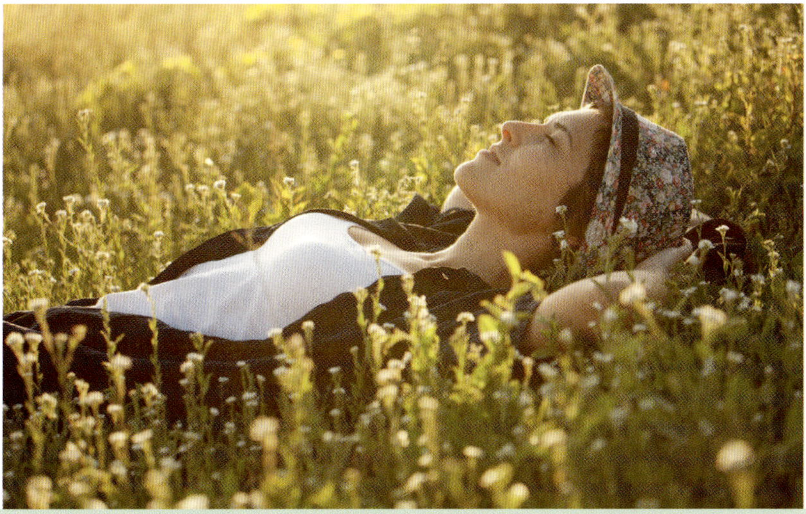

Yogaübungen

Viele Yogaübungen regen die Verdauungs- und Entgiftungsorgane an und eignen sich somit ideal für ein ganzheitliches Detox-Programm. Integrieren Sie folgende Asanas in Ihre Entgiftungskur und profitieren Sie dabei von der positiven Wirkung auf Körper und Geist.

Päckchenhaltung (Apanasana)

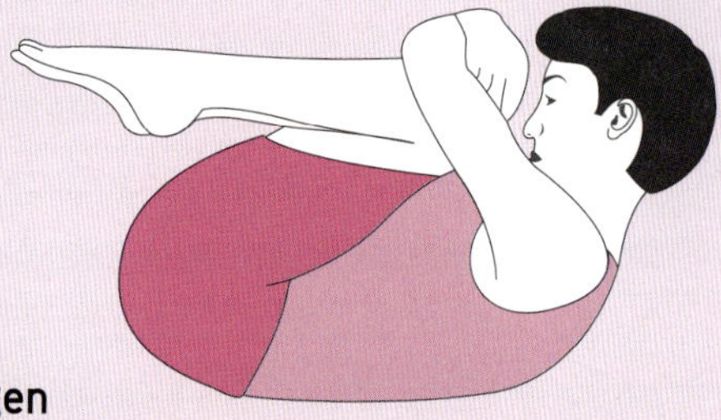

Die „Päckchenhaltung" regt die Verdauung an und hilft zudem bei Verdauungsbeschwerden und gegen Kopfschmerzen. Zudem kann sie Rückenschmerzen und Bluthochdruck lindern.

Ausführung:

1. Legen Sie sich in Rückenlage auf eine Yogamatte und ziehen Sie mit dem Ausatmen beide Knie zur Brust. Lösen Sie gleichzeitig Schultern und Kopf vom Boden und umarmen Sie mit den Armen die Knie.
2. Halten Sie den Atem und die Position für etwa acht Atemzüge und strecken Sie beim Einatmen die Beine wieder aus.

Drehsitz (Ardha Matsyendrasana)

Der „Drehsitz" flexibilisiert die Wirbelsäule, sodass die Hüftgelenke beweglicher werden und die Wirbel sich entspannen. Zudem wer-

den die inneren Bauchorgane belebt und Giftstoffe können besser aus dem Körper abtransportiert werden. Außerdem wird das Nervensystem gestärkt.

Ausführung:

1. Setzen Sie sich aufrecht auf eine Yogamatte und strecken Sie die Beine vor sich aus. Winkeln Sie das rechte Knie ab und stellen Sie die Fußsohle neben den linken Innenschenkel auf die Matte. Legen Sie das rechte Bein über das linke und drücken Sie die rechte Fußsohle auf der Außenseite des linken Beins in die Matte. Winkeln Sie das linke Knie ab, sodass die linke Ferse an der rechten Hüfte liegt.
2. Drehen Sie den Oberkörper nach rechts, ziehen Sie die rechte Hand nach hinten und pressen Sie die Fingerspitzen in die Matte. Legen Sie den linken Ellenbogen auf die Außenseite des rechten Knies und intensivieren Sie sanft die Drehung. Blicken Sie über

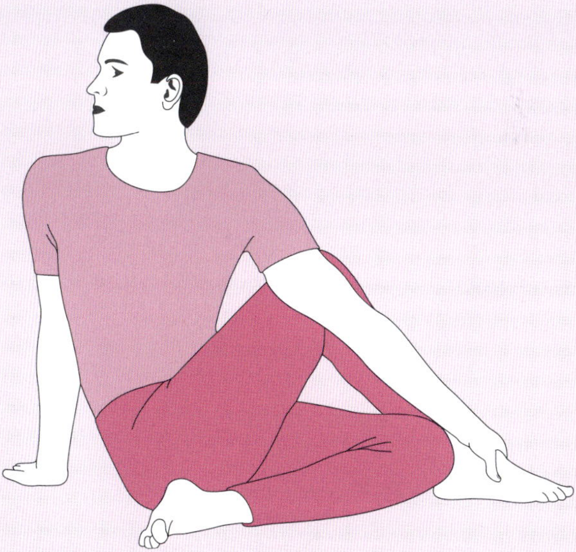

die rechte Schulter und bleiben Sie etwa fünf tiefe Atemzüge so. Drehen Sie sich langsam zurück und wiederholen Sie die Übung auf der anderen Körperseite.

Katze (Majariasana)

Die „Katze“ macht den Rücken geschmeidig und lockert den Nacken. Zudem werden Rücken- und Bauchmuskeln gestärkt. Wenn Sie regelmäßig üben, wird Ihre Wirbelsäule flexibler, Blockaden lösen sich und Ihre Atmung wird tiefer.

Ausführung:

1. Legen Sie die Hände direkt unter den Schultern und die Knie unterhalb der Hüften auf dem Boden auf. Sie sind jetzt im Vierfüßlerstand und machen den Rücken ganz gerade.
2. Atmen Sie tief ein. Mit dem Ausatmen drücken Sie den Rücken Wirbel für Wirbel so hoch, wie Sie können. Das Gewicht wird dabei fest in die Arme gedrückt. Der Rücken ist jetzt rund wie beim Katzenbuckel und das Kinn senkt sich zur Brust.

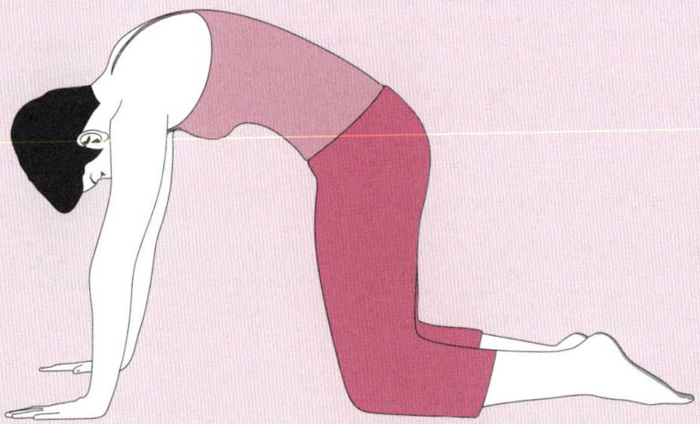

3. Mit dem Einatmen schieben Sie das Becken nach vorne. Lassen Sie den Bauch dabei hängen und drücken Sie den Bauchnabel Richtung Boden. Ziehen Sie die Schulterblätter zusammen und heben Sie den Blick. Wechseln Sie im Atemrhythmus mindestens dreimal zwischen Katzenbuckel und hängendem Bogen. Zum Abschluss kommen Sie in die Kindstellung.

Kindstellung (Garbhasana)

Die „Stellung des Kindes" ist gut für die gesamte Wirbelsäule. Sie entlastet den unteren Rücken, die Schultern und den Nacken. Zudem verbessert sie den Energiefluss, die Verdauung und die Durchblutung.

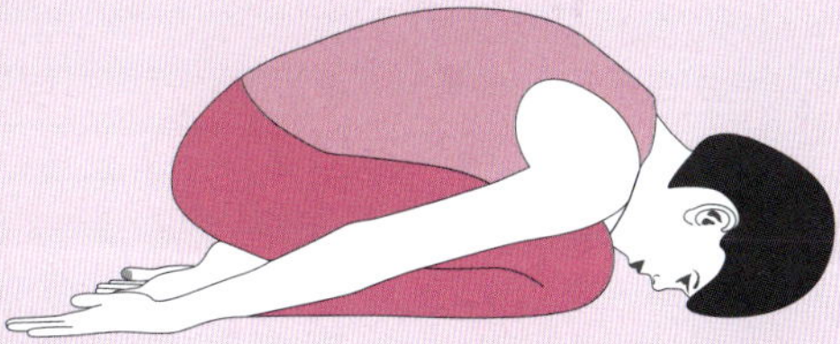

Ausführung:

1. Knien Sie mit geschlossenen Beinen auf einer Decke oder einer Yogamatte. Legen Sie die Hände mit den Handflächen auf die Oberschenkel. Drücken Sie den Bauchnabel etwas nach vorne, sodass sich Ihr Rücken aufrichten kann.
2. Mit dem Ausatmen senken Sie den Oberkörper langsam nach vorne ab und legen die Stirn entspannt auf den Boden. Das Gesäß bleibt nach Möglichkeit auf den Fersen. Strecken Sie die Arme neben dem Körper aus, die Fingerspitzen zeigen zu den Füßen.
3. Achten Sie darauf, dass Sie den Nacken lang machen und die Schulterblätter locker nach unten hängen. Entspannen Sie und atmen Sie tief in den Bauch hinein.

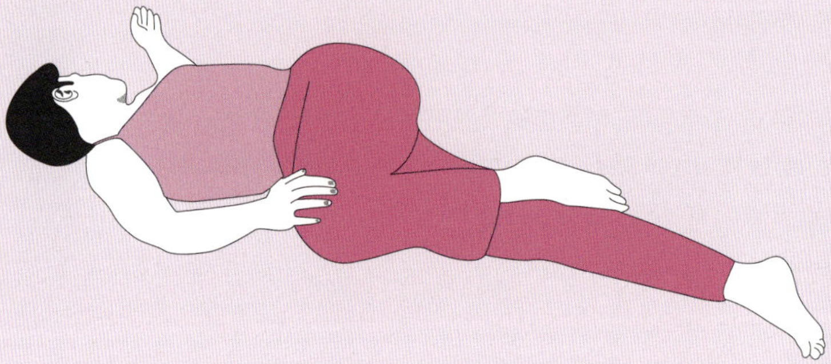

Krokodil (Jathara Parivartanasana)

Das „Krokodil" ist eine sehr entspannende Drehhaltung in Rückenlage, bei der die Entgiftung des Stoffwechsels angeregt und die Verdauung reguliert und optimiert wird. Zudem löst der Bauchtwist Spannungen, auch muskuläre.

Ausführung:

1. Legen Sie sich auf den Rücken und strecken Sie die Arme seitwärts aus, sodass sie einen rechten Winkel zum Körper bilden.
2. Heben Sie mit einer Ausatmung die gestreckten Beine in die Höhe, bis sie senkrecht zum Boden stehen. Verweilen Sie einige Atemzüge in dieser Position.
3. Senken Sie mit der Ausatmung beide Beine gleichzeitig nach links und legen Sie sie auf dem Boden ab. Während der Übung werden die Beine dicht aneinandergehalten und die Knie durchgestreckt. Versuchen Sie den Rücken, insbesondere die rechte Schulter, fest auf dem Boden zu halten. Nur die Beine sollten sich von der Hüfte aus drehen. Die Bauchmuskeln sind aktiviert und ziehen nach rechts. Halten Sie diese Position etwa 20 Sekunden.

4. Heben Sie mit der Ausatmung die aneinandergehaltenen Beine zurück in eine senkrechte Position. Üben Sie dann die andere Seite.

Variation:

Diese Asana können Sie auch mit angewinkelten Beinen oder mit einem angewinkelten Bein, während das andere lang ausgestreckt auf dem Boden bleibt, ausführen. Die Bewegungen geschehen immer im Fluss mit der Ausatmung. Achten Sie darauf, dass sich die Rotation gleichmäßig auf die Länge der Wirbelsäule verteilt.

Herabschauender Hund (Adho Mukha Svanasana)

Diese Yogaübung ist Teil des Sonnengrußes und wohl eine der bekanntesten Yogaübungen. Rücken, Beine, Nacken und Schultern werden dabei gedehnt, sodass sich Verspannungen lösen. Außerdem baut die Übung Stress ab, aktiviert die Energie im gesamten Körper und wirkt ausgleichend und entspannend.

Ausführung:

1. Beginnen Sie im Vierfüßlerstand. Die Fußballen sind dabei aufgesetzt. Strecken Sie Arme und Beine aus dieser Position nach oben durch. Schieben Sie das Becken hoch, sodass es den höchsten Punkt des Körpers bildet. Fühlt sich die Dehnung unangenehm im unteren Rücken oder in den Beinrückseiten an, beugen Sie etwas die Knie.

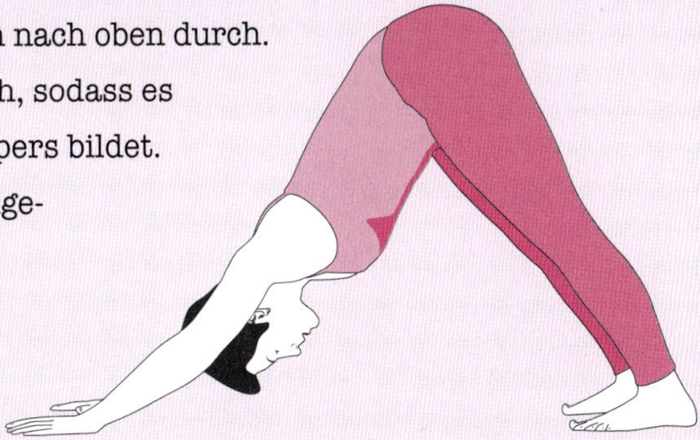

2. Ziehen Sie die Schulterblätter aktiv auseinander und achten Sie auf einen geraden Rücken. Der Kopf bildet die Verlängerung der Wirbelsäule. Der Nacken ist entspannt, der Blick richtet sich zwischen die Füße. Verweilen Sie einen Moment und konzentrieren Sie sich bewusst auf Ihren Atem.

Tipp für Anfänger: Legen Sie den Fokus anfangs auf die Streckung des Rumpfes und weniger auf die Streckung der Beine. Üben Sie den herabschauenden Hund noch nicht allzu lange, ist es für Sie einfacher, die Beine etwas zu beugen. Je mehr Sie geübt und aufgewärmt sind, desto mehr können Sie die Beine strecken. Achten Sie während der Übung auch darauf, dass Sie das Gewicht gleichmäßig auf den Händen und Fingern verteilen. So werden die Handgelenke nicht überlastet.

Liegender Schmetterling (Supta Baddha Konasana)

Baddha Konasana ist die perfekte Übung, um tief in den Bauch zu atmen. Die Hüften werden sanft geöffnet, die Bauchorgane gestärkt und besser durchblutet sowie der Bauchraum tief beatmet. Bei der Variation Supta Baddha Konasana können Sie liegend entspannen und Anspannungen loslassen. Zudem hilft diese Yogaübung bei Blasenentzündungen und kann Menstruationsbeschwerden lindern.

Ausführung:

1. Legen Sie sich mit ausgestreckten Beinen auf den Rücken. Die Arme strecken Sie seitlich aus, die Schultern liegen fest auf dem Boden und die Handflächen zeigen nach oben. Der Nacken ist lang gestreckt.

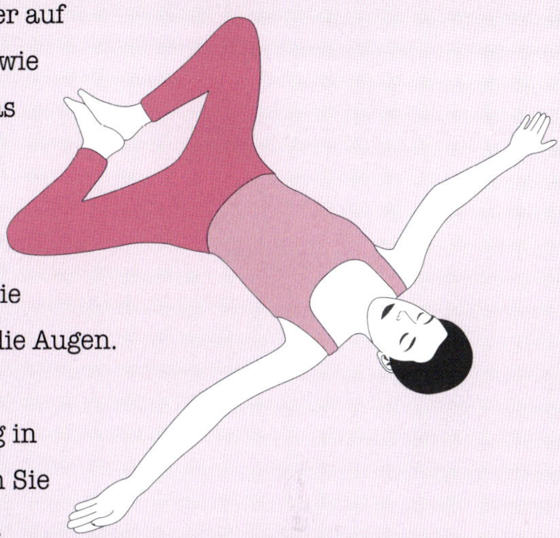

2. Stellen Sie die Beine nacheinander auf und bringen Sie Ihre Fersen so nah wie möglich an Ihr Gesäß. Lassen Sie das rechte Knie langsam zur rechten und das linke Knie langsam zur linken Seite sinken und legen Sie die Fußsohlen aneinander. Halten Sie nun die Position und schließen Sie die Augen.

Tipp für Anfänger: Ist die Dehnung in den Leisten anfangs zu stark, legen Sie dicke, große Kissen unter die Knie. So können Sie die Haltung entspannt genießen.

Hinweis: Bei einer Gebärmuttersenkung sollten Sie den Schmetterling nicht praktizieren. Auch frischgebackene Mütter sollten in den ersten Monaten nach der Geburt besser darauf verzichten.

Boot (Navasana)

Diese Übung kräftigt die Bauchmuskeln. Dafür erforderlich sind Konzentration und ein gutes Gleichgewicht. Navasana gelingt leichter, wenn Sie den unteren Bauch fest anspannen. Dadurch bekommt der untere Körper mehr Stabilität.

Ausführung:

1. Setzen Sie sich aufrecht hin und stellen Sie die Fußsohlen auf den Boden. Ziehen Sie die Füße so nah wie möglich an die Sitzknochen heran, heben Sie mit dem Einatmen beide Beine und

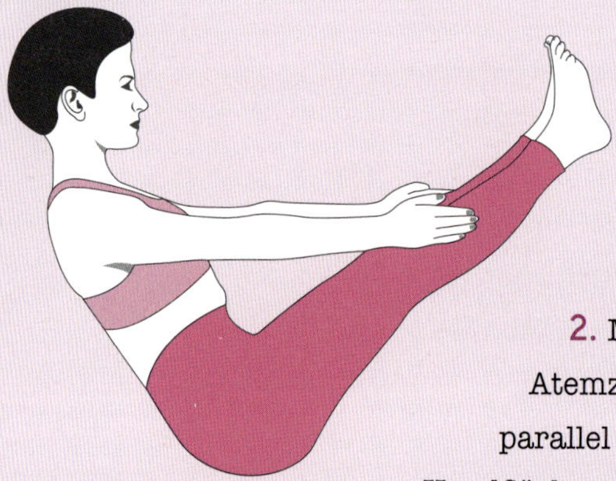

strecken Sie diese nach oben. Balancieren Sie sich aus. Einmal ausatmen, die Beine bleiben oben.

2. Mit dem nächsten Atemzug heben Sie die Arme parallel zum Boden, wobei die Handflächen zueinanderzeigen. Die Wirbelsäule ist aufgerichtet, der Blick geht geradeaus. Halten Sie diese Position etwa fünf Atemzüge hindurch.

Varianten:

- Können Sie die Balance anfangs nicht halten, greifen Sie mit den Armen die Unterseite der Oberschenkel, während Sie die inneren Oberschenkelmuskeln anspannen.

- Ist es für Sie schwierig, mit ausgestreckten Beinen Navasana einzunehmen, üben Sie stattdessen die Variante mit parallel zum Boden ausgerichteten Unterschenkeln. Auch hier umfassen Sie die Unterschenkel. Senken Sie sie beim Einatmen ab und heben Sie sie beim Ausatmen mit gebeugten Knien wieder hoch.

Tipp für Anfänger: Wenn Sie diese Übung gerade erst lernen, stellen Sie die Fersen auf den Boden und bleiben Sie einige Atemzüge lang so, während Sie die Wirbelsäule verlängern. Auch wenn Sie sich hier nicht bewegen, werden Sie spüren, wie die inneren Muskeln für Sie arbeiten.

Baucheinzieher (Uddiyana Bandha)

Uddiyana Bandha regt die Darmtätigkeit an und harmonisiert die Verdauung. Zudem massiert sie die Bauchorgane, stärkt die Bauchmuskulatur und stabilisiert den Rücken. Die Übung sollte immer mit nüchternem Magen durchgeführt werden.

Ausführung:

1. Stellen Sie sich aufrecht hin, die Beine sind etwa 30 Zentimeter auseinander. Beugen Sie sich nach vorn und stützen Sie sich mit den Händen auf den Knien ab. Atmen Sie tief ein und so tief wie möglich aus. Halten Sie nun die Luft an.
2. Entspannen Sie Ihren Bauch und ziehen Sie ihn tief ein. Stellen Sie sich vor, dass Ihr Bauchnabel die Wirbelsäule berührt. Bleiben Sie etwa eine Sekunde in dieser Position, lassen Sie den Bauch hervorschnellen und ziehen Sie ihn gleich wieder ein. Halten Sie die Spannung für etwa eine Sekunde und lassen Sie den Bauch wieder hervorschnellen.
3. Wiederholen Sie das Ganze etwa drei- bis sechsmal. Den Atem halten Sie dabei an. Entspannen Sie anschließend und atmen Sie tief ein. Finden Sie nun Ihren Atemrhythmus wieder und wiederholen Sie die Übung noch zweimal.

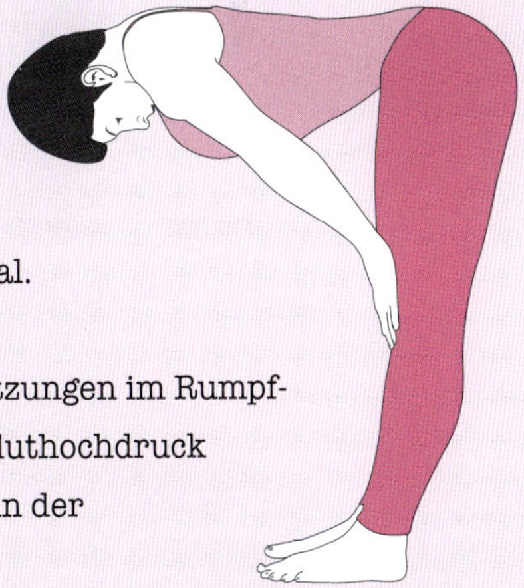

Hinweis: Diese Übung sollte nicht bei Verletzungen im Rumpf- oder Bauchbereich sowie bei Asthma und Bluthochdruck durchgeführt werden. Verzichten Sie auch in der Schwangerschaft darauf.

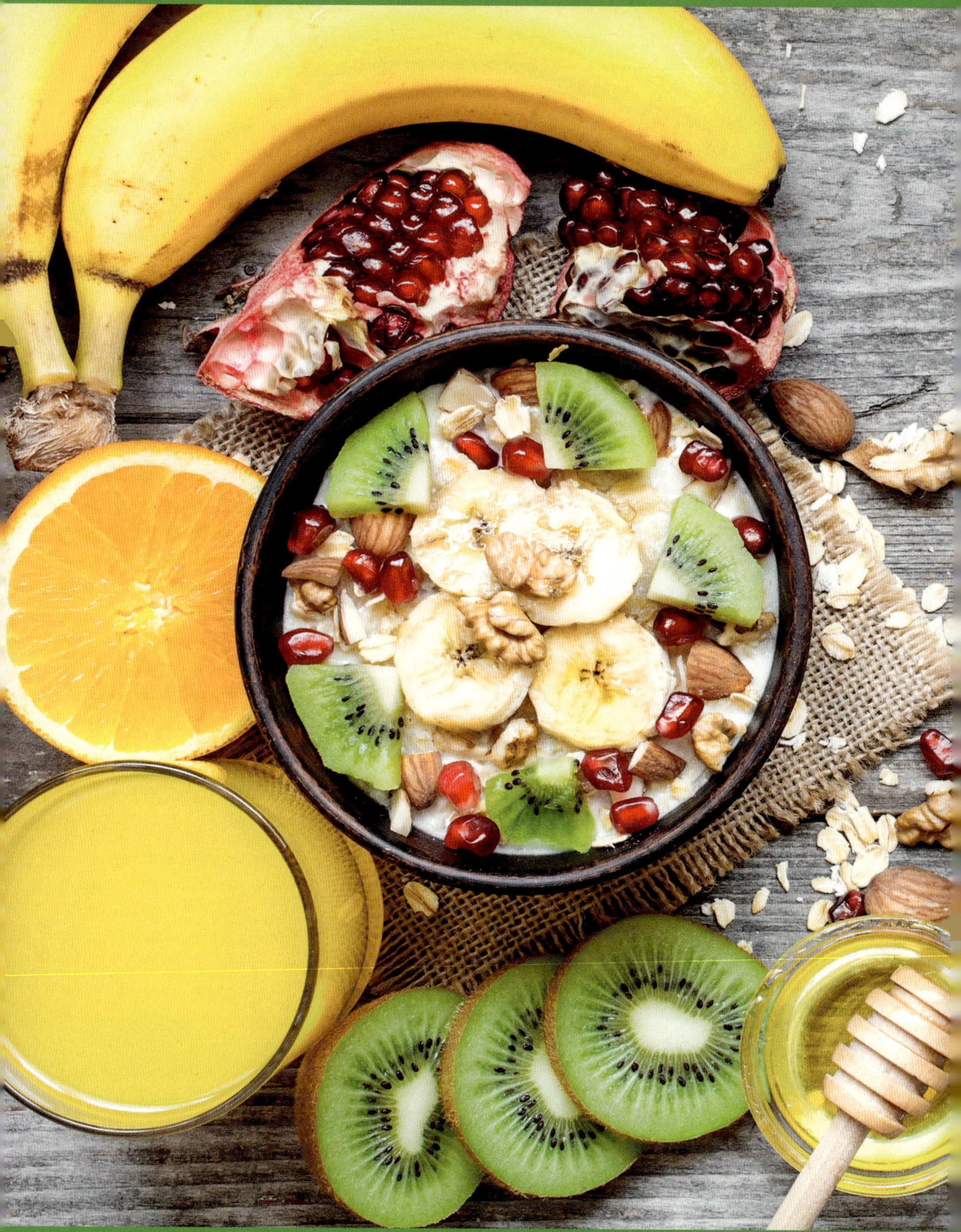

Frühstück

Bekömmlich und lecker in den Detox-Tag starten – ganz einfach mit diesen Frühstücksideen! Mit viel frischem Obst und Rezepten aus der Ayurveda- oder Basenküche bringen Sie Ihren Stoffwechsel so richtig in Schwung.

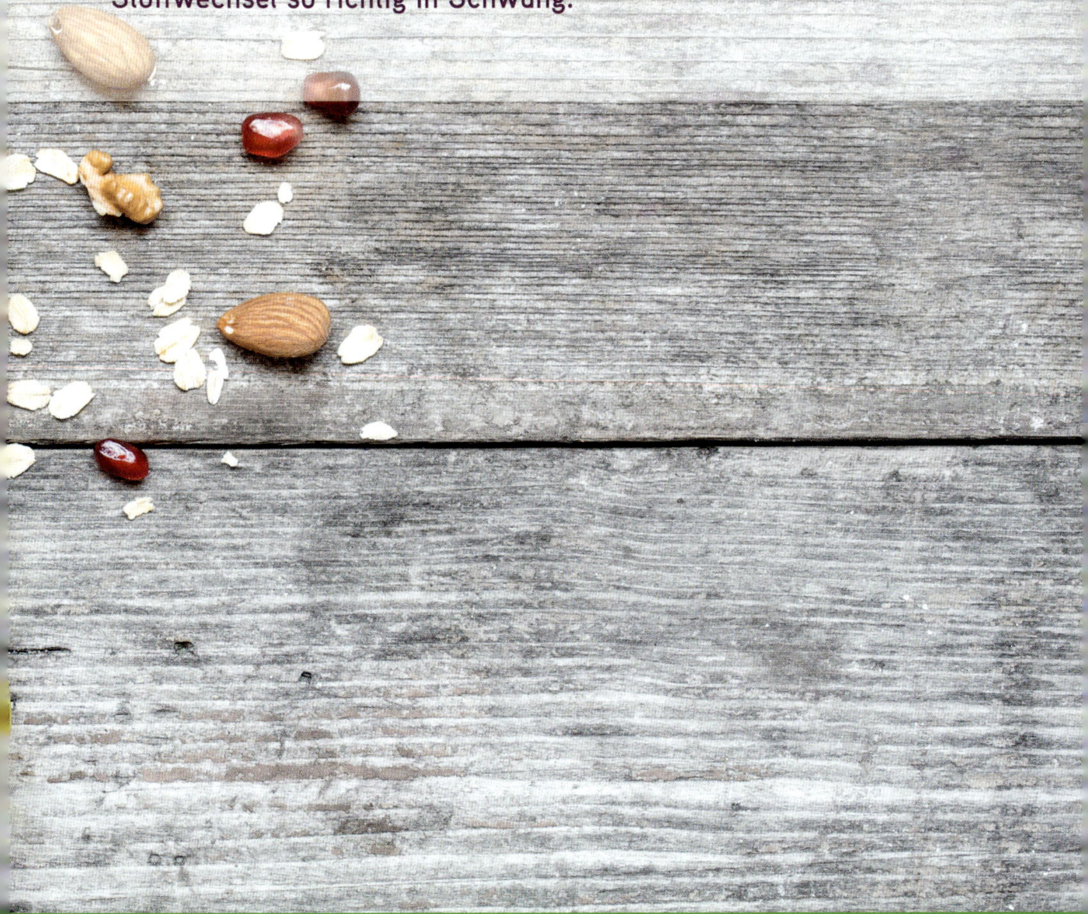

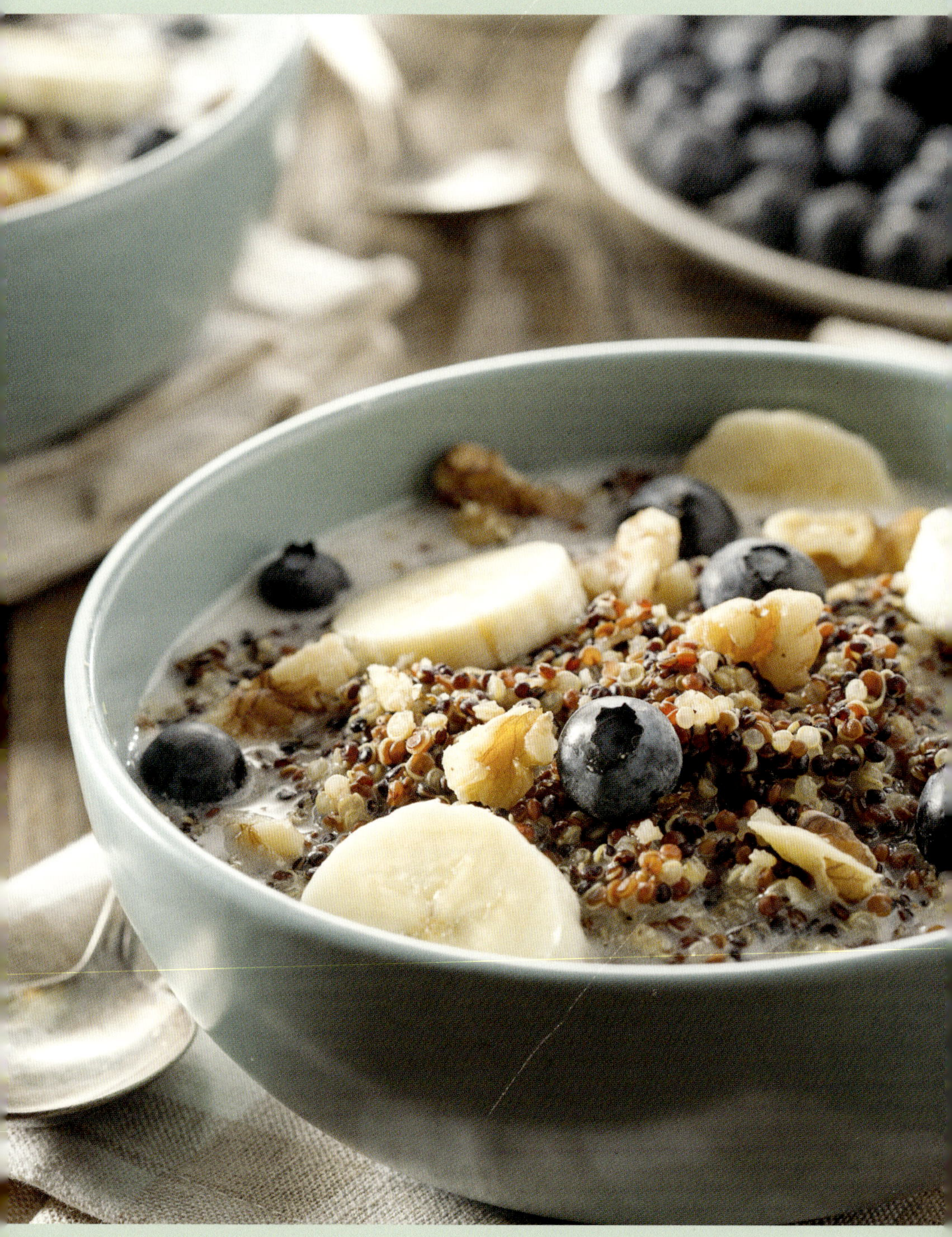

Frühstücks-Quinoa mit Blaubeeren

Zubereitungszeit: ca. 25 Min. · **Für 1 Portion:**

50 g Quinoa
200 ml Pflanzenmilch (z. B. Mandel-, Hafer- oder Sojamilch)
1 Prise Salz
1 Handvoll Blaubeeren
½ Banane
1 TL Honig oder Ahornsirup
etwas abgeriebene Schale von 1 unbehandelten Zitrone
1 EL gehackte Walnüsse
Zimt nach Belieben

1. Quinoa in ein Sieb geben und unter fließendem Wasser gründlich waschen. Milch in einem Topf erwärmen. Quinoa und 1 Prise Salz zugeben. Zugedeckt bei mittlerer Hitze ca. 20 Minuten köcheln lassen, bis die Flüssigkeit vollständig aufgesogen ist.

2. Blaubeeren waschen und trocken tupfen. Banane schälen und in Scheiben schneiden. Quinoa mit Honig oder Ahornsirup und abgeriebener Zitronenschale verrühren und in eine Schüssel füllen.

3. Mit Blaubeeren, Banane und gehackten Walnüssen garnieren. Nach Belieben mit etwas Zimt bestreuen.

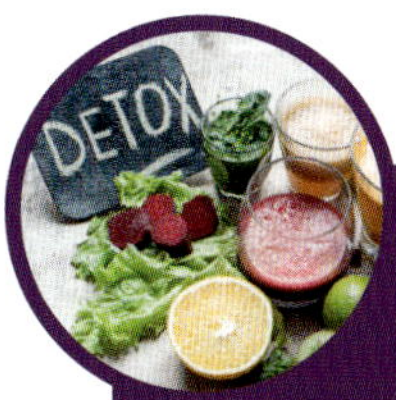

Noch mehr zum Löffeln

Wer es etwas gehaltvoller möchte, kann zum Servieren nach Belieben Pflanzenmilch über das Frühstücks-Quinoa gießen.

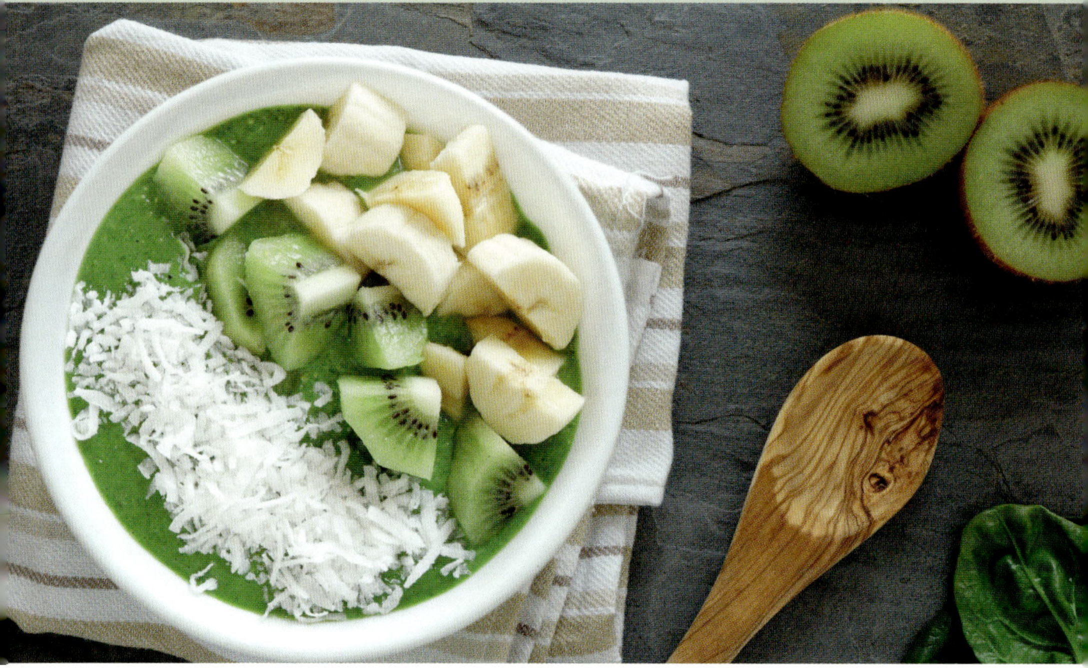

Grüne Smoothie-Bowl

Zubereitungszeit: ca. 10 Min. · **Für 1 Portion:**

1 Handvoll Babyspinat
½ grüner Apfel
1 Kiwi
1 Banane
Saft von ½ Zitrone
1 EL Kokosraspel

1. Spinat waschen und trocken schütteln. Apfel waschen, halbieren, Kerngehäuse entfernen und Fruchtfleisch klein würfeln. Kiwi und Banane schälen und klein schneiden.

2. Babyspinat, Apfel und jeweils die Hälfte von Kiwi und Banane in einen Mixer geben. Zitronensaft zugeben und alles fein pürieren. Smoothie in eine Schüssel füllen und mit restlichem Obst und Kokosraspel toppen.

Rote Beeren-Bowl

Zubereitungszeit: ca. 10 Min. · **Für 1 Portion:**

250 g rote Beerenmischung (TK-Produkt)
4 EL Haferflocken
100 ml Apfelsaft
1 Handvoll Blaubeeren
1 Handvoll Himbeeren
1 TL Chiasamen
1 TL Kokosraspel

1. Gefrorene Beerenmischung, Haferflocken und Apfelsaft in einen Mixer geben und cremig pürieren. Blaubeeren und Himbeeren waschen und trocken tupfen.

2. Smoothie in eine Schüssel füllen und mit Blaubeeren, Himbeeren, Chiasamen und Kokosraspel dekorieren.

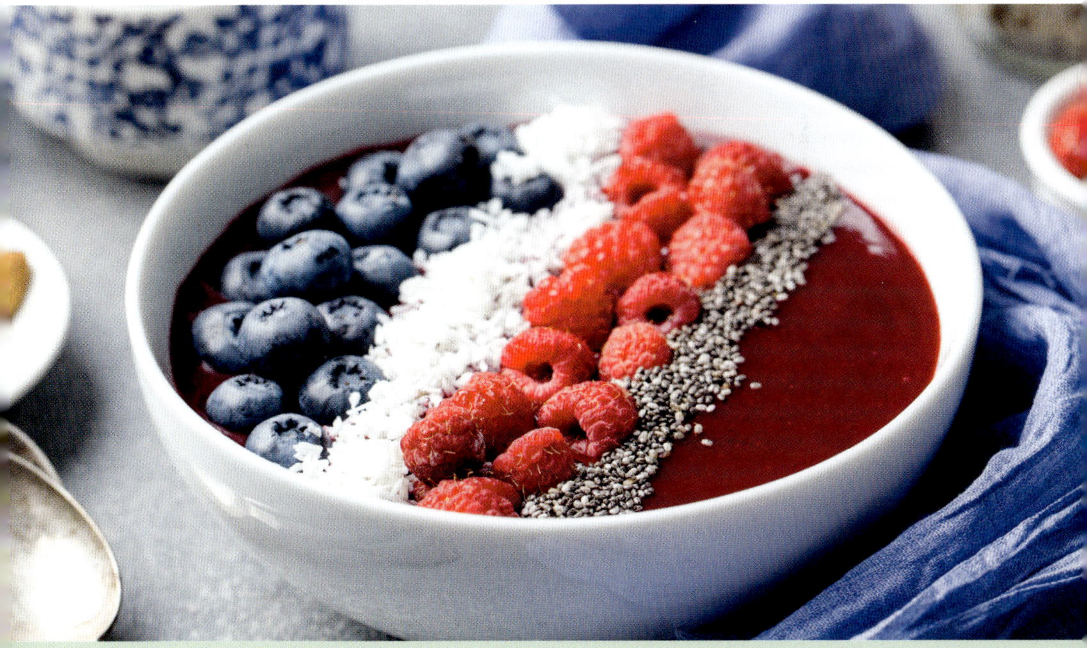

Cremiger Chiapudding

Zubereitungszeit: ca. 10 Min. (+ ca. 10 Min. Quellzeit + ca. 2 Std. Kühlzeit) · **Für 1 Portion:**

20 g Chiasamen
125 ml Mandelmilch
½ Vanilleschote
1 EL Ahornsirup
½ TL Zimt
1 Handvoll Beeren (z. B. Himbeeren, Blaubeeren)

1. Chiasamen mit Mandelmilch verrühren. Vanilleschote der Länge nach mit einem Messer halbieren und mit dem Messerrücken das Mark herauskratzen. Vanillemark, Ahornsirup und Zimt unter die Chia-Milch-Mischung rühren und alles ca. 10 Minuten quellen lassen.

2. Chiapudding nochmals umrühren und abgedeckt ca. 2 Stunden im Kühlschrank kalt stellen.

3. Beeren waschen, trocken tupfen und Chiapudding mit Beeren garniert servieren.

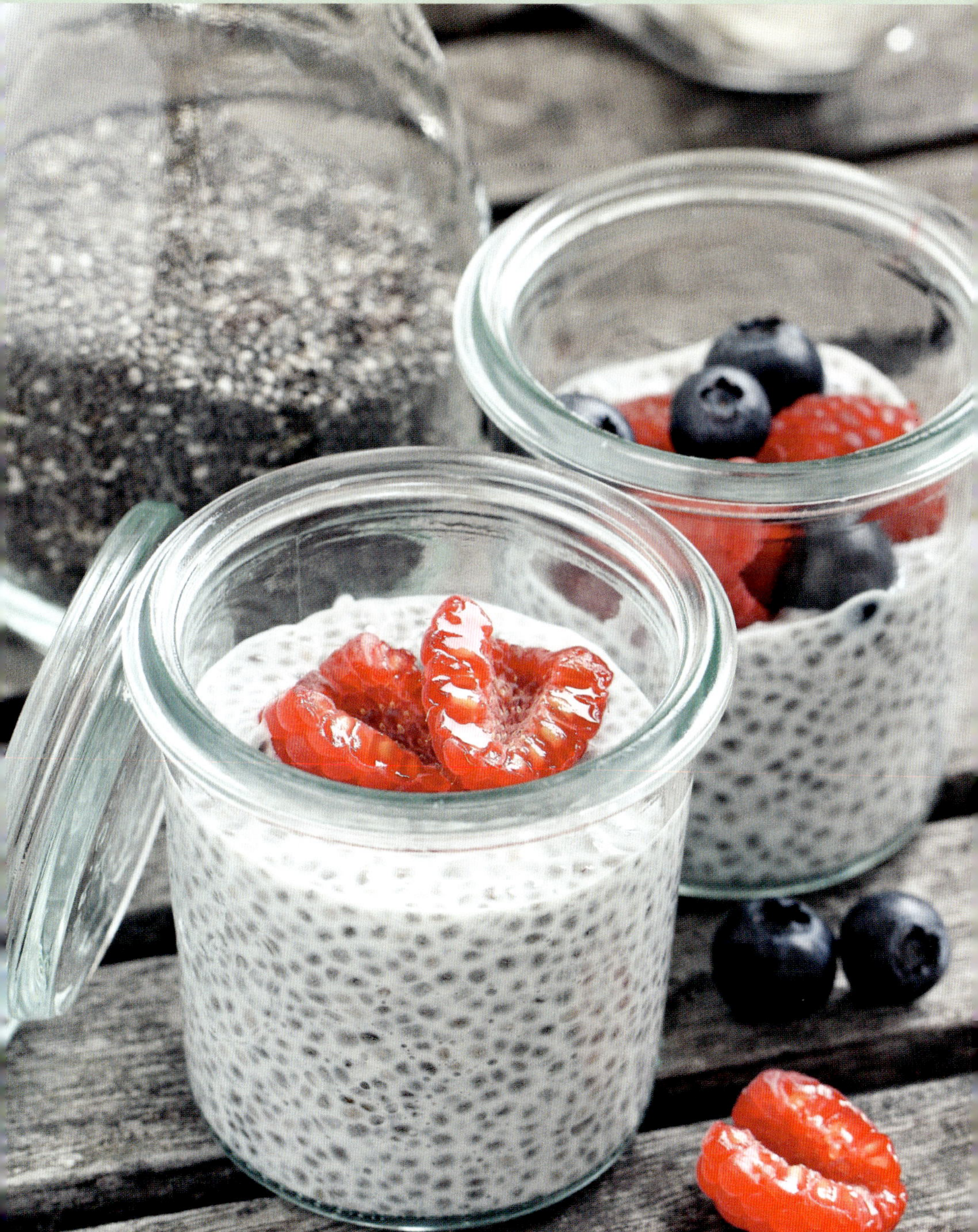

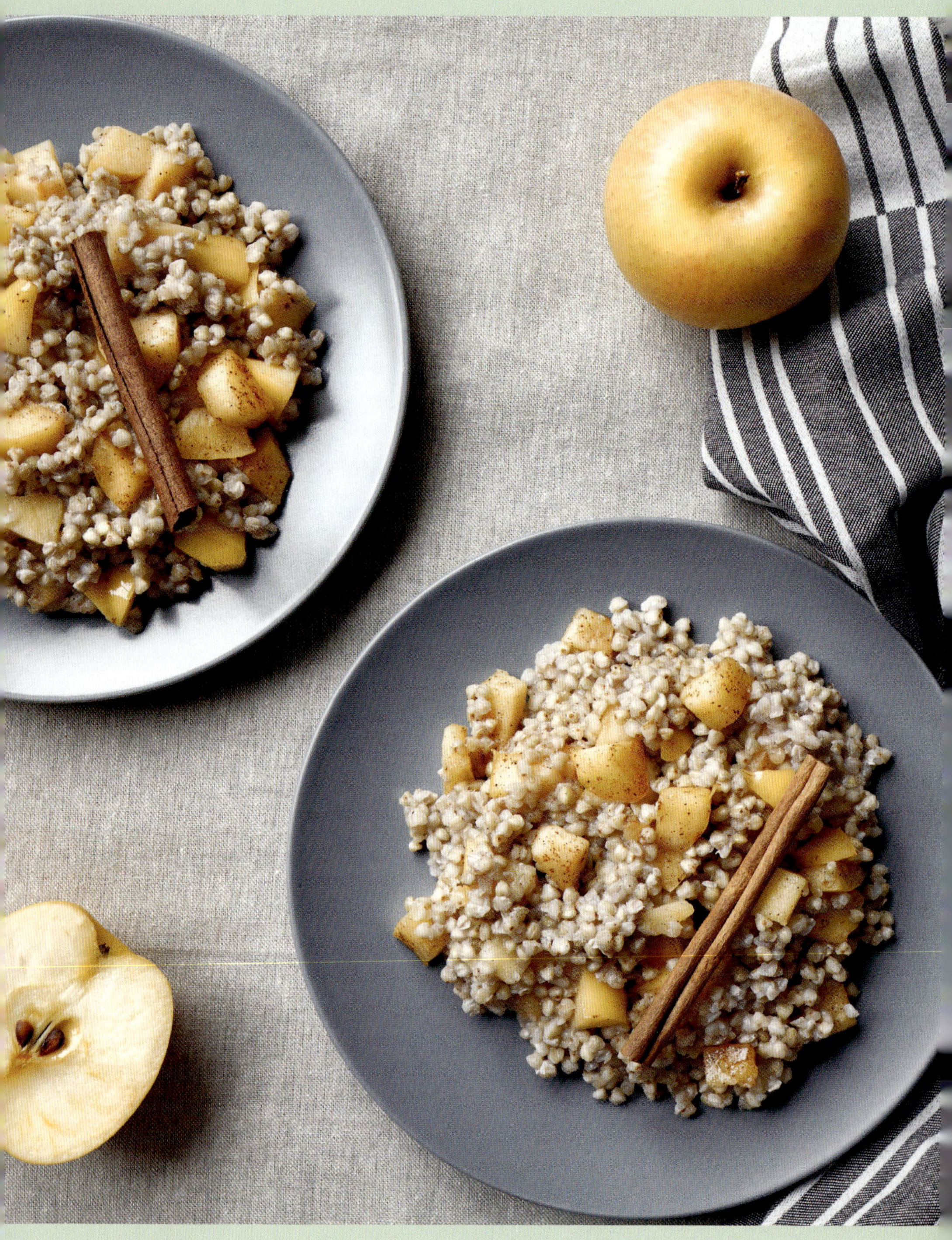

Buchweizen-Porridge

Zubereitungszeit: ca. 15 Min. (+ ca. 8 Std. Einweichzeit)
Für 1 Portion:

75 g Buchweizen
150 ml Mandelmilch
1 TL Zimt
½ TL Kokosöl
1 Apfel
1 EL Ahornsirup

1. Buchweizen in eine Schüssel geben und mit ausreichend Wasser bedecken. Ca. 8 Stunden einweichen lassen. Buchweizen über einem Sieb gründlich mit Wasser abspülen und abtropfen lassen. Mandelmilch in einen Topf geben, Buchweizen und 1 Prise Zimt zugeben und alles erwärmen. Kokosöl unterrühren.

2. Apfel waschen, halbieren, Kerngehäuse entfernen und Fruchtfleisch klein würfeln. Apfelstücke zum Porridge geben und bei mittlerer Hitze ca. 5 Minuten erwärmen.

3. Buchweizen-Porridge mit Ahornsirup abschmecken und mit restlichem Zimt bestreut genießen.

Obstsalat mit Papaya

Zubereitungszeit: ca. 10 Min. · **Für 1 Portion:**

1 Orange
1 TL Honig
1 Banane
1 Kiwi
½ Papaya
¼ Ananas

1. Orange schälen und halbieren. Eine Hälfte auspressen und Saft mit Honig verrühren. Die andere Hälfte schälen und Fruchtfleisch in kleine Stücke teilen. Banane und Kiwi schälen und klein schneiden. Papaya schälen, halbieren, Kerne und Fasern entfernen und klein schneiden. Ananas schälen, vom Strunk befreien und klein schneiden.

2. Klein geschnittene Früchte vorsichtig vermischen und in einem Schälchen anrichten. Mit Orangen-Honig-Dressing beträufeln.

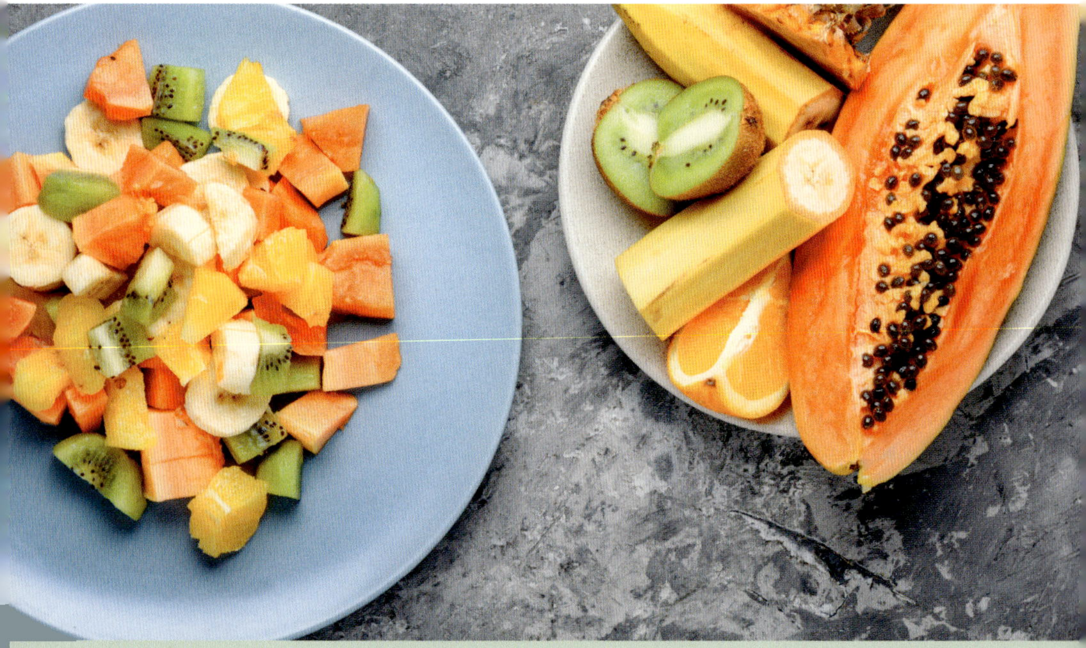

Frühstücks-Müsliriegel

Zubereitungszeit: ca. 20 Min. (+ ca. 30 Min. Backzeit) · **Für ca. 10 Stück:**

100 g entsteinte Datteln
50 g Kokosöl
50 g Kürbiskerne
50 g Cranberrys
75 g kernige Haferflocken
75 g feine Haferflocken
50 g Haferkleie
50 g gemahlene Mandeln
½ TL Zimt

1. Datteln klein schneiden und in eine Schüssel geben. Mit 130 Milliliter kochendem Wasser übergießen. Kokosöl unterrühren und Datteln einweichen lassen.

2. Kürbiskerne und Cranberrys in eine Schüssel geben. Mit Haferflocken, Haferkleien, gemahlenen Mandeln und Zimt vermischen.

3. Dattel-Kokosöl-Mischung pürieren und mit den trockenen Zutaten zu einer gleichmäßigen Masse vermischen. Backofen auf 160 °C (Umluft: 140 °C) vorheizen. Backblech mit Backpapier auslegen.

4. Müsliriegel-Masse auf einer sauberen Oberfläche mit feuchten Händen zu einem Rechteck ca. 2 Zentimeter hoch formen. Rechteck mit einem feuchten Messer in Riegel oder Quadrate schneiden und auf dem Backpapier verteilen.

5. Frühstücks-Müsliriegel im vorgeheizten Backofen ca. 30 Minuten goldbraun backen. Vollständig auskühlen lassen, bis sie fest sind.

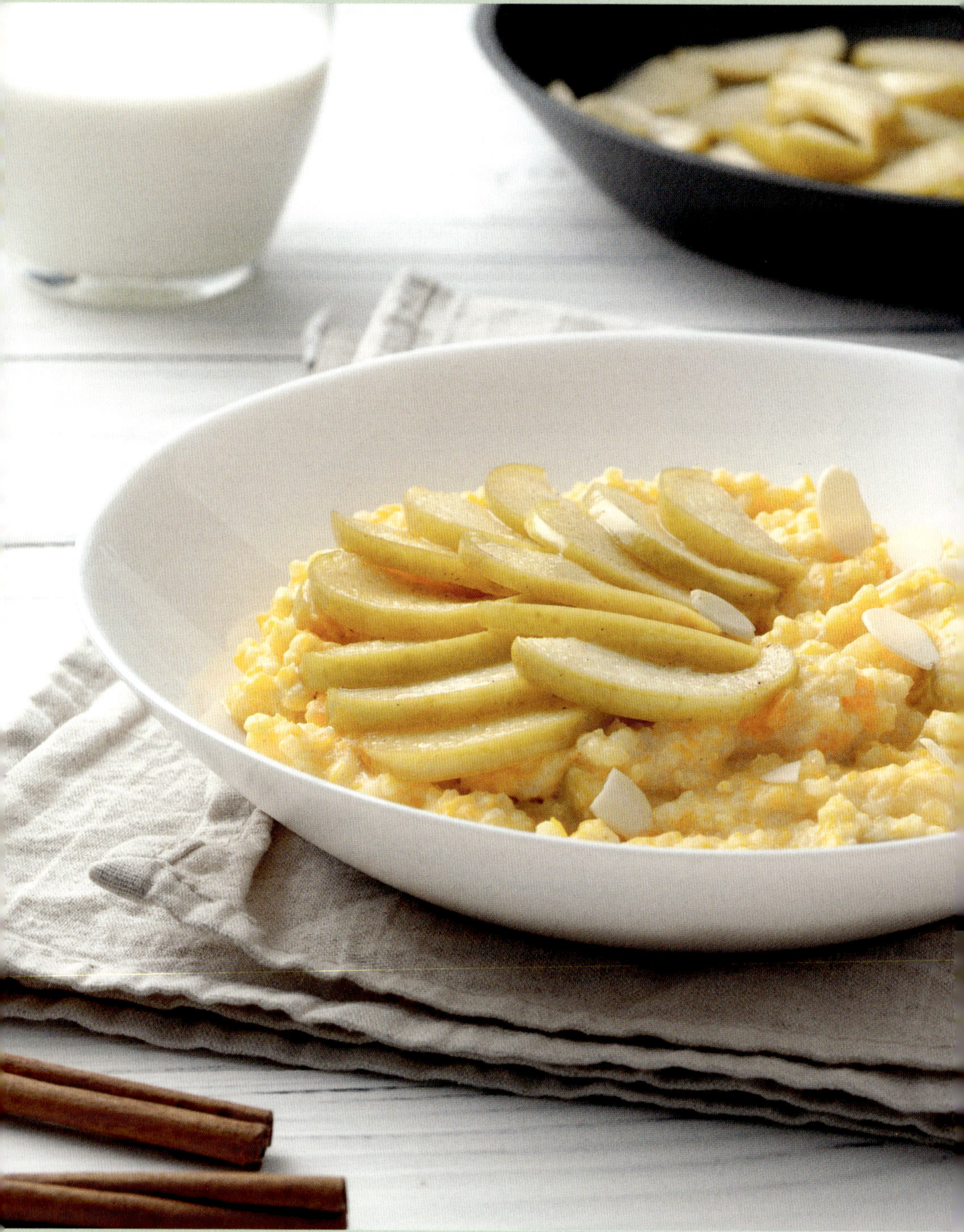

Ayurvedisches Hirse-Frühstück

Zubereitungszeit: ca. 30 Min. · **Für 1 Portion:**

1 Apfel
2 Prisen Zimt
50 g Hirse
1 EL Ghee
75 ml Hafermilch
1 EL gehobelte Mandeln

1. Apfel waschen, halbieren, Kerngehäuse entfernen und Fruchtfleisch in mundgerechte Scheiben schneiden. Ghee in einer Pfanne erhitzen und Apfelscheiben darin andünsten. Herausnehmen und mit 1 Prise Zimt bestreuen.

2. Hafermilch und 75 Milliliter Wasser in einen Topf geben, 1 Prise Zimt zugeben und aufkochen lassen. Hirse zugeben und umrühren. Bei geringer Hitze ca. 15 Minuten unter Rühren köcheln lassen. Nach Bedarf noch etwas Hafermilch oder Wasser zugeben.

3. Ayurvedisches Hirse-Frühstück in einer Schale anrichten und Apfelscheiben darauf verteilen. Mit gehobelten Mandeln bestreut servieren.

Basisches Müsli

Zubereitungszeit: ca. 10 Min. · **Für 1 Portion:**

1 Handvoll gemischte Beeren (z.B. Himbeeren, Brombeeren, Erdbeeren und Blaubeeren)
Saft von ½ Zitrone
2–3 EL Erdmandelflocken
1 Handvoll Nüsse nach Belieben (z. B. Walnüsse, Haselnüsse, Mandeln)
1 EL Kerne nach Belieben (z. B. Kürbiskerne, Sonnenblumenkerne, Pinienkerne)
2–3 EL Trockenfrüchte nach Belieben (z.B. Cranberrys, Gojibeeren, Rosinen)
200 ml Pflanzenmilch (z.B. Mandelmilch, Hafermilch, Kokosmilch)

1. Beeren waschen, trocken tupfen und gegebenenfalls klein schneiden. In eine Schüssel geben und mit Zitronensaft und Erdmandelflocken vermischen.

2. Nüsse nach Wahl klein hacken. Gehackte Nüsse, Kerne und Trockenfrüchte unter die Früchte und die Erdmandelflocken mischen. Pflanzenmilch zugeben, verrühren und basisches Müsli genießen.

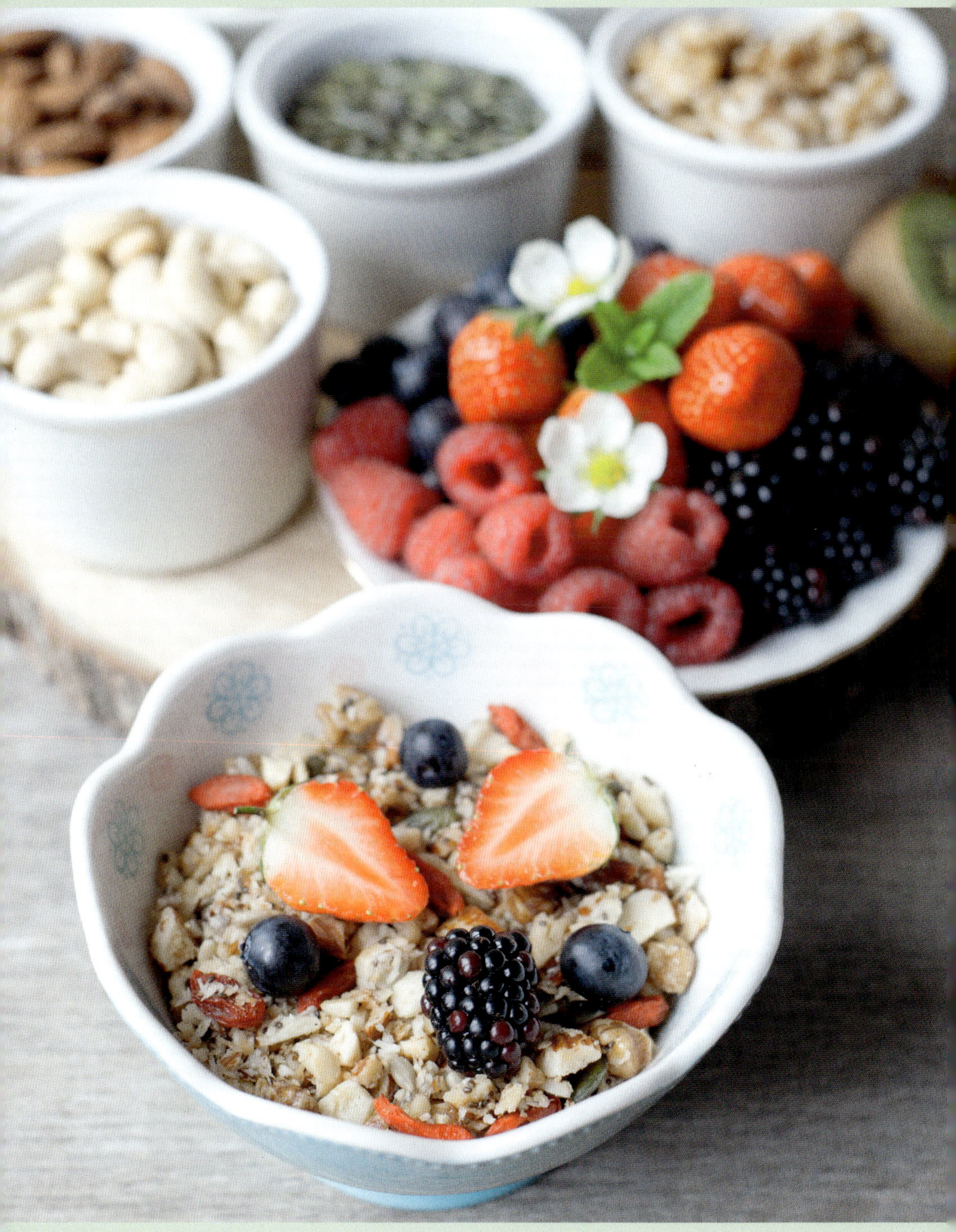

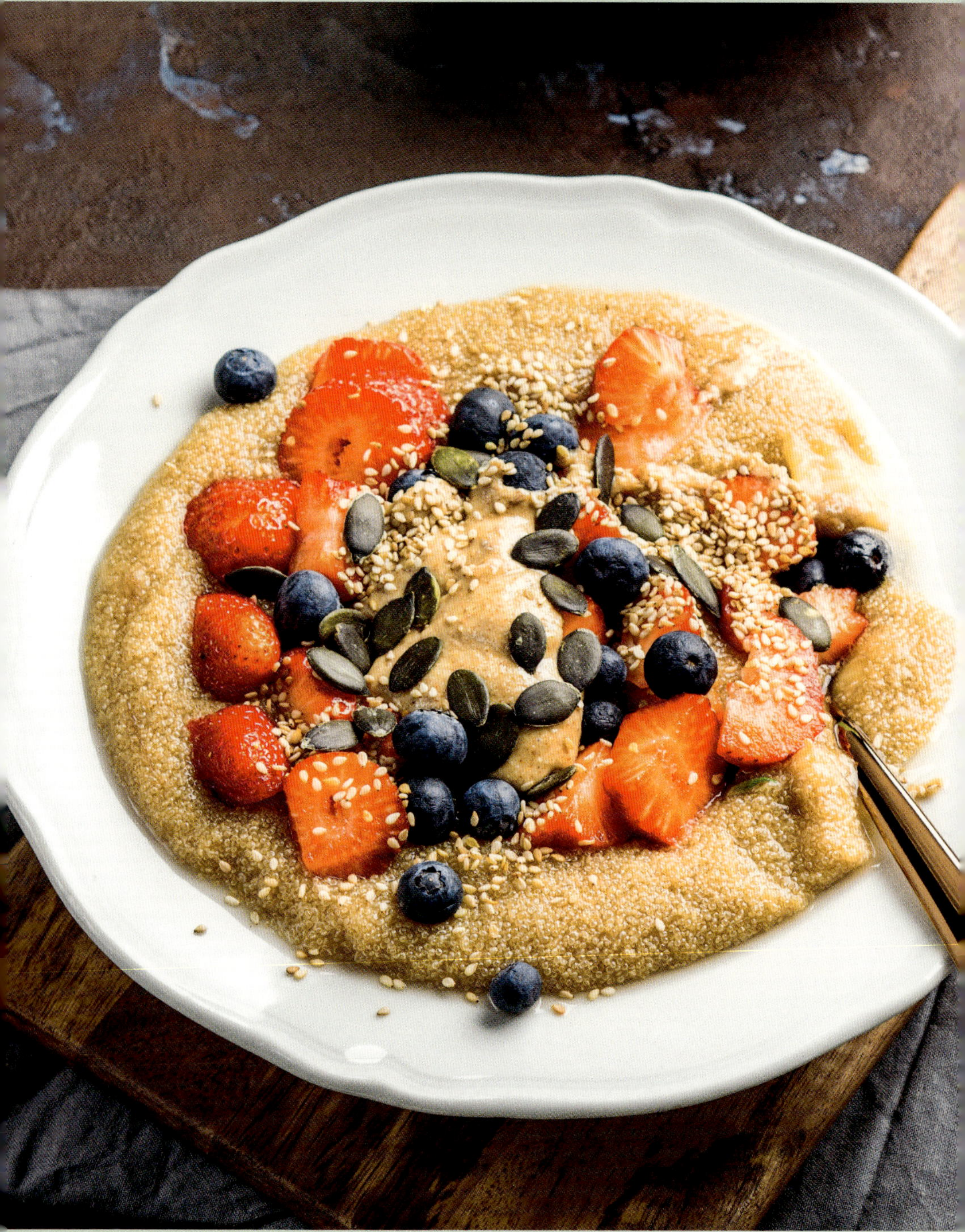

Amaranth-Frühstück mit Beeren

Zubereitungszeit: ca. 20 Min. · **Für 1 Portion:**

50 g Amaranth
1 Handvoll Beeren (z. B. Heidelbeeren, Erdbeeren)
2 EL Mandelmilch
2 TL gemahlene Mandeln
2 TL Honig
1 Prise Zimt
1 EL Kürbiskerne
1 TL Sesam

1. Amaranth über einem feinen Sieb mit heißem Wasser gründlich abspülen. Abtropfen lassen und in einen Topf geben. 150 Milliliter kaltes Wasser zufügen und alles bei hoher Hitze ca. 2–3 Minuten aufkochen lassen. Hitze reduzieren und sanft weiterköcheln lassen.

2. Beeren waschen, trocken tupfen und gegebenenfalls klein schneiden. Amaranth umrühren und Mandelmilch zugeben. Gemahlene Mandeln, Honig und Zimt unterrühren. Amarant-Masse vom Herd nehmen und etwas abkühlen lassen.

3. Amaranth in einen tiefen Teller oder ein Schälchen geben und mit Beeren, Kürbiskernen und Sesam toppen.

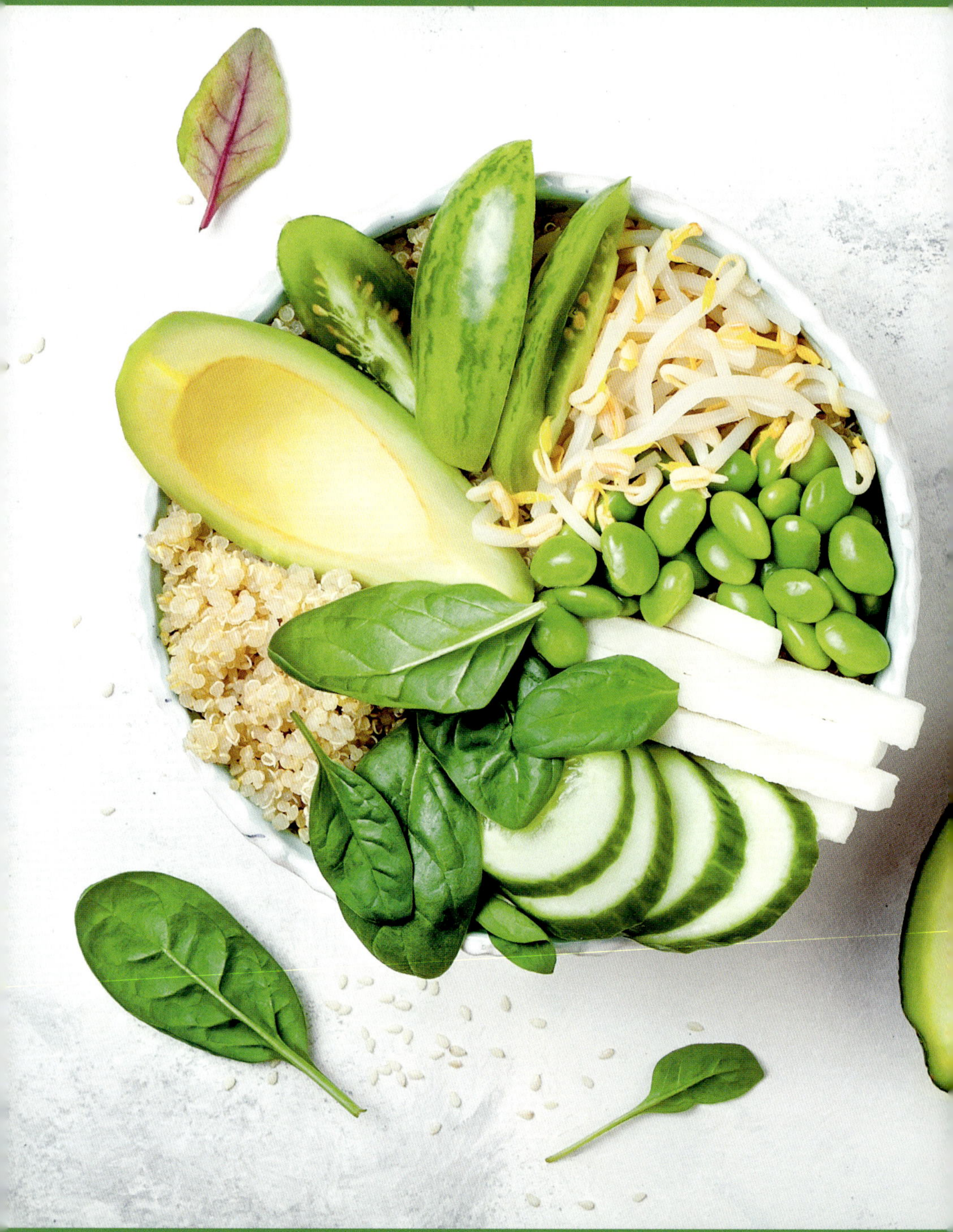

Suppen, Salate & Snacks

Leckere Detox-Suppen, gesunde Snacks für den kleinen Hunger und sättigende Salate für die Mittagspause. Mit Detox-Stars wie Brennnessel, Rote Bete und Grünkohl unterstützen die folgenden Rezepte aktiv die Entgiftung.

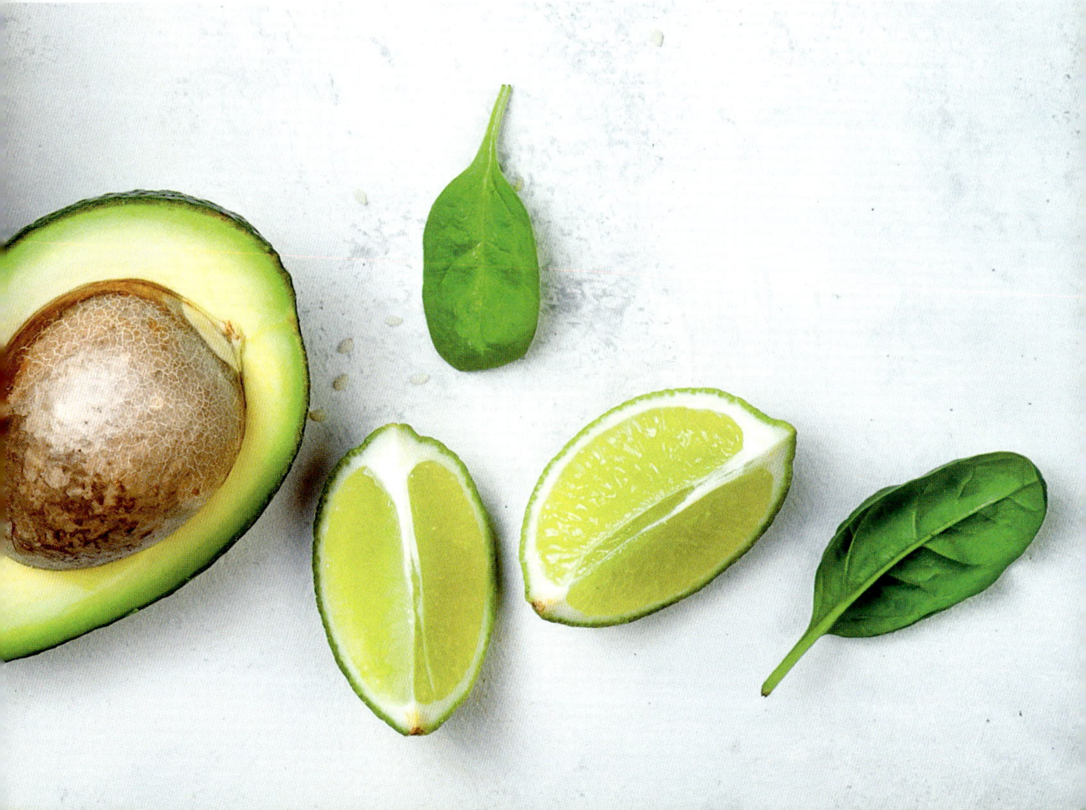

Brennnessel-suppe

Zubereitungszeit: ca. 20 Min. · **Für 1 Portion:**

1 Handvoll junge Brennnesselblätter
½ Zwiebel
1 EL Ghee
300 ml Gemüsebrühe
100 ml Kokosmilch
Salz
frisch gemahlener Pfeffer
etwas frisch geriebener Muskat
etwas Olivenöl zum Beträufeln nach Belieben

1. Brennnesselblätter waschen und trocken tupfen. Zwiebel schälen und fein hacken. Ghee in einer Pfanne erhitzen und Zwiebel darin andünsten. Brennnesselblätter zugeben und ca. 5 Minuten mitdünsten, bis die Blätter zusammenfallen.

2. Mit Gemüsebrühe ablöschen und ca. 5 Minuten köcheln lassen. Kokosmilch zugießen. Mit dem Stabmixer alles cremig pürieren. Brennnesselsuppe mit Salz, Pfeffer und Muskat abschmecken. Nach Belieben mit Olivenöl beträufeln.

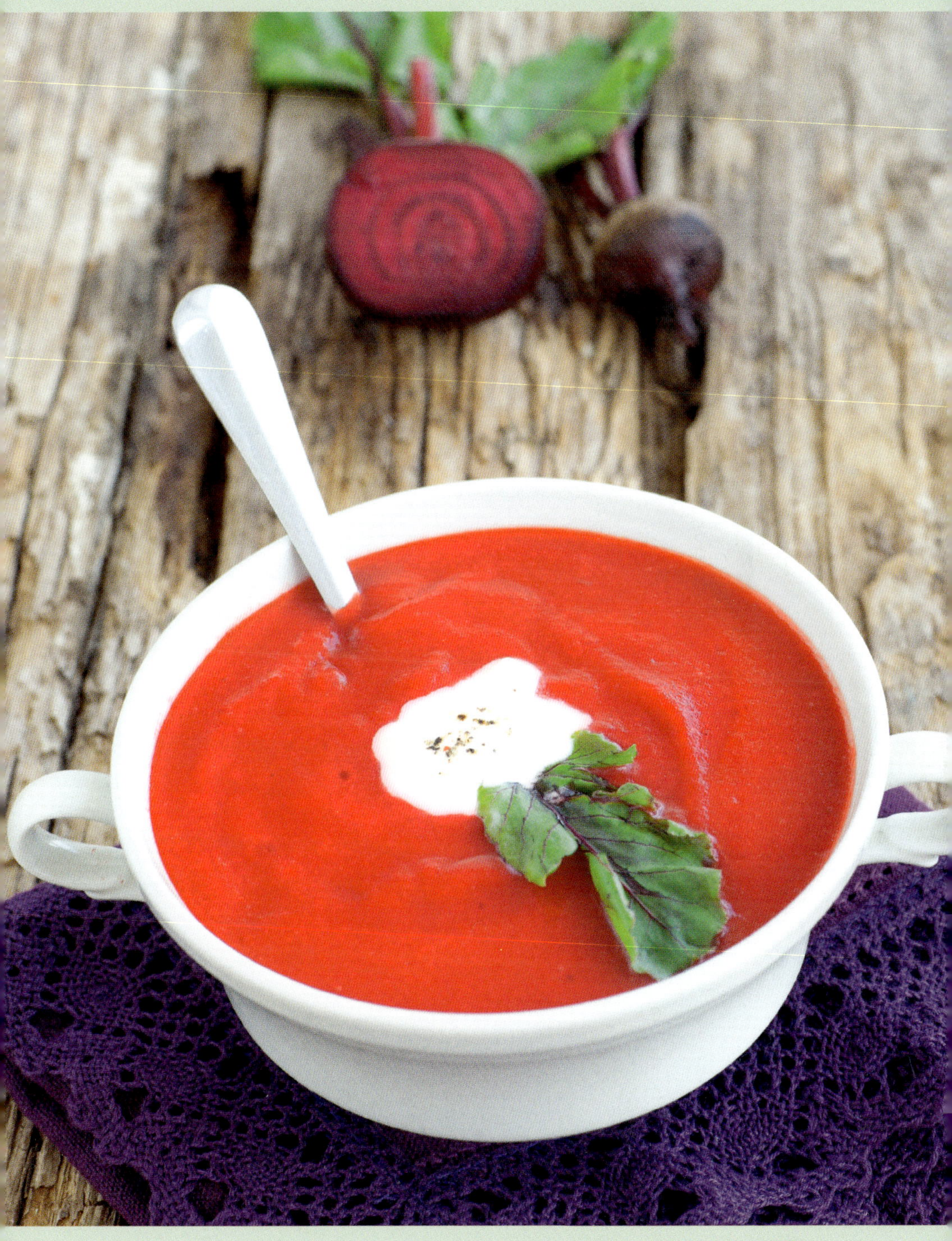

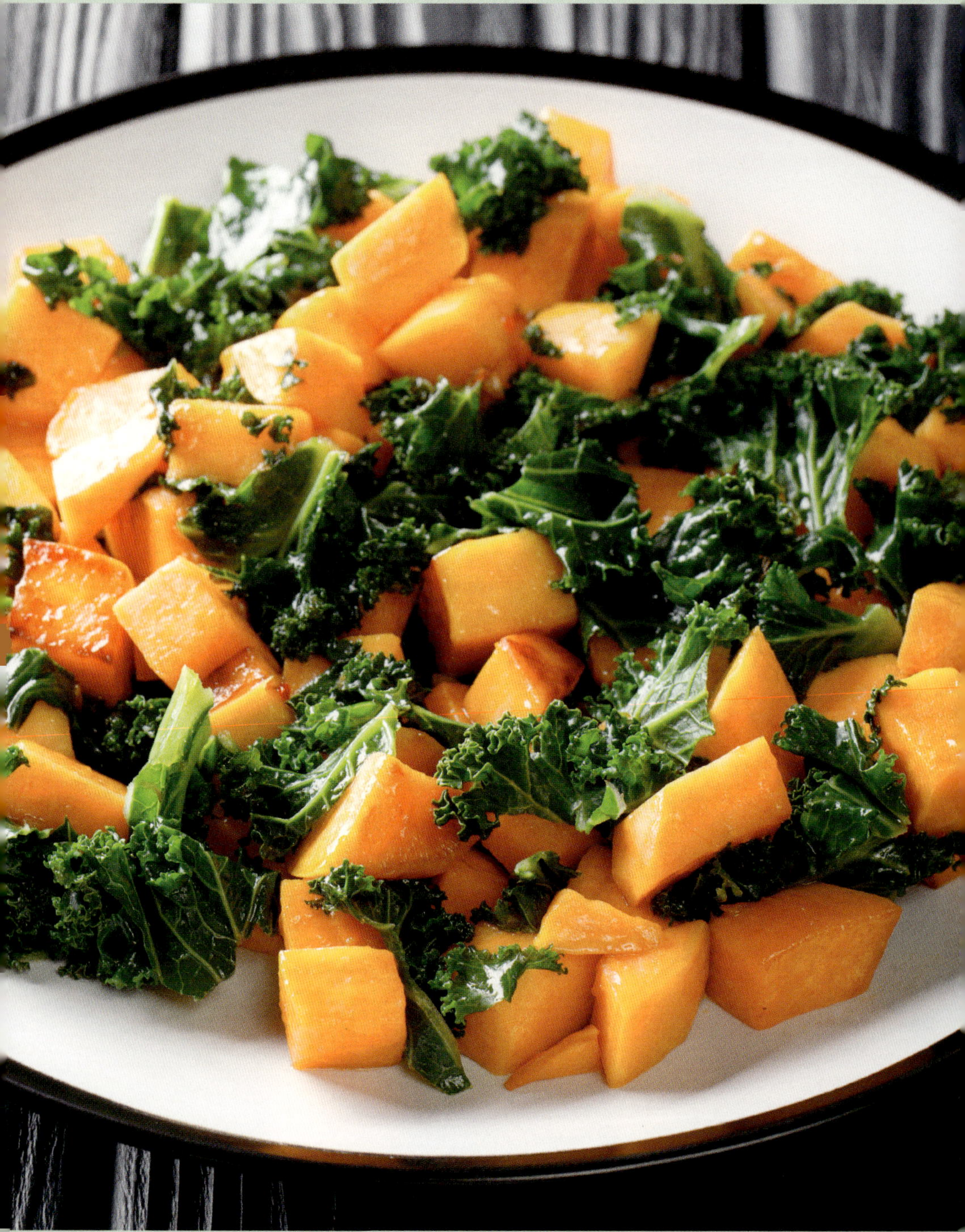

Süßkartoffel-Grünkohl-Salat

Zubereitungszeit: ca. 20 Min. (+ ca. 2 Std. Ruhezeit + ca. 20 Min. Backzeit)

Für 1 Portion:

100 g Grünkohl
1 TL Ahornsirup
1 TL Honig
1 EL Apfelessig
1 EL heller Balsamico
1 EL Zitronensaft
1 EL Olivenöl
Salz
1 Süßkartoffel
1 Msp. Paprikapulver
1 EL Sesamöl

1. Grünkohl waschen, trocken tupfen und harte Blattrippen entfernen. Grünkohl in mundgerechte Stücke schneiden oder zupfen. Ahornsirup, Honig, Essig, Balsamico, Zitronensaft, Öl und Salz über den Grünkohl geben und alles mit sauberen Händen ca. 2–3 Minuten gründlich durchkneten. Grünkohl ca. 2 Stunden ruhen lassen. Backofen auf 210 °C (Umluft: 190 °C) vorheizen. Backblech mit Backpapier auslegen.

2. Süßkartoffel schälen und in kleine Würfel schneiden. Mit Salz, Paprikapulver und Sesamöl kräftig würzen. Süßkartoffelwürfel auf das Backblech legen und im vorgeheizten Backofen ca. 20 Minuten garen. Grünkohl und Süßkartoffel auf einem Teller anrichten und servieren.

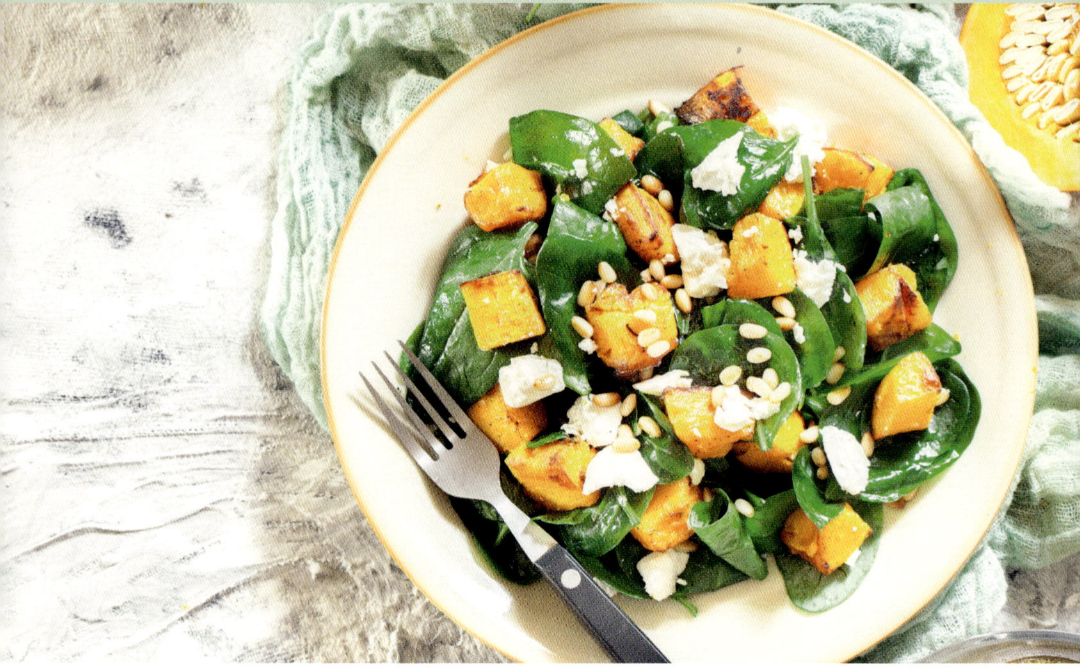

Spinatsalat mit Kürbis

Zubereitungszeit: ca. 15 Min. · **Für 1 Portion:**

100 g Kürbisfleisch
2 Handvoll Babyspinat
3 EL Olivenöl
Salz
1 EL Balsamico
1 EL Zitronensaft
1 Prise Zucker
50 g Feta
1 EL Pinienkerne

1. Kürbisfleisch in kleine Stücke schneiden. Spinat waschen und trocken schütteln. 1 Esslöffel Öl in einer Pfanne erhitzen und Kürbisstücke darin goldbraun anrösten. Mit Salz würzen.

2. Aus restlichem Olivenöl, Balsamico, Zitronensaft, Zucker und Salz ein Dressing zubereiten. Feta würfeln und mit Kürbis und Spinat anrichten. Dressing und Pinienkerne darübergeben und genießen.

Rotkohlsalat mit Apfel

Zubereitungszeit: ca. 20 Min. (+ ca. 30 Min. Ruhezeit) · **Für 1 Portion:**

250 g Rotkohl
Saft von ½ Orange
1 EL Sonnenblumenöl
Salz
frisch gemahlener Pfeffer
1 Apfel

1. Rotkohl putzen, waschen, in feine Streifen schneiden oder hobeln und in eine Schüssel geben. Aus Orangensaft, Öl, Salz und Pfeffer ein Dressing zubereiten und mit dem Rotkohl vermischen. Salat kräftig mit den Händen kneten und ca. 30 Minuten ruhen lassen.

2. Apfel waschen, halbieren, Kerngehäuse entfernen und Fruchtfleisch klein würfeln. Unter den Rotkohlsalat mischen und in einem Schälchen anrichten.

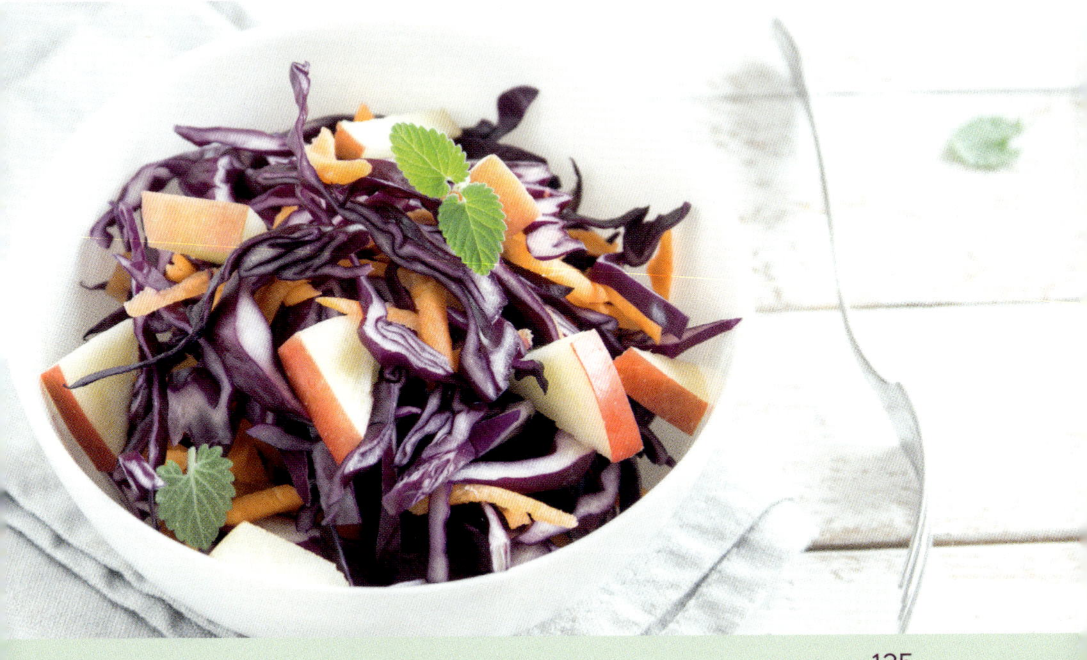

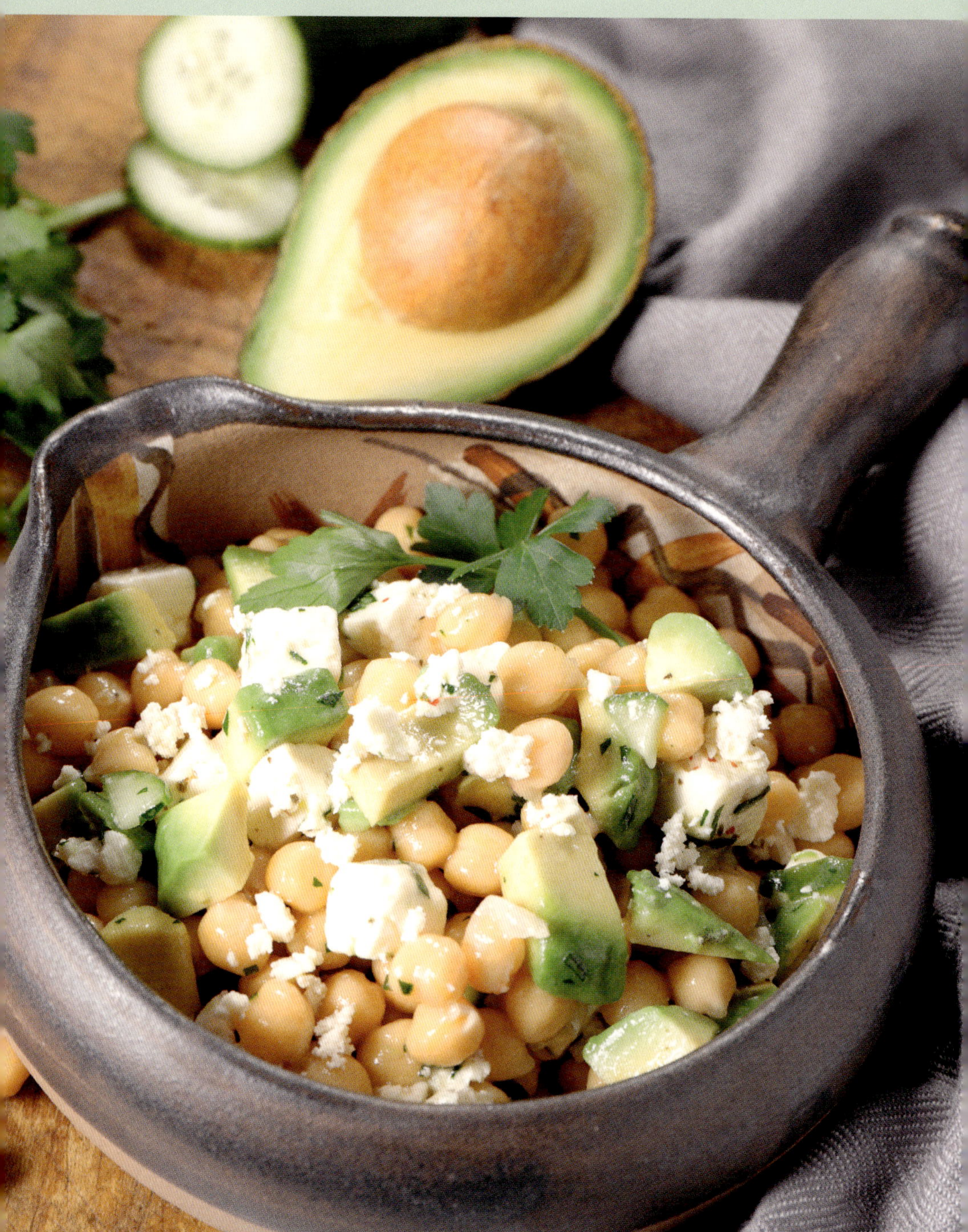

Kichererbsen-Avocado-Salat

Zubereitungszeit: ca. 20 Min. (+ ca. 1 Std. Ruhezeit) · **Für 1 Portion:**

150 g Kichererbsen (aus der Dose)
200 g Gurke
½ Avocado
2 Stängel Petersilie
2 EL Zitronensaft
1 EL Olivenöl
1 TL Dijonsenf
Salz
50 g Feta

1. Kichererbsen über einem Sieb mit Wasser abspülen und abtropfen lassen. Gurke waschen, trocken tupfen und klein schneiden. Avocado halbieren und entkernen. Fruchtfleisch mit einem Löffel entnehmen und klein würfeln. Petersilie waschen, trocken schütteln und Blätter fein hacken. Kichererbsen, Gurke, Avocado und Petersilie in eine Schüssel geben und vorsichtig vermischen.

2. Aus Zitronensaft, Öl, Senf und Salz ein Dressing zubereiten und über den Salat geben. Vorsichtig vermischen. Salat ca. 1 Stunde ruhen lassen.

3. Kichererbsen-Avocado-Salat in einem Schälchen anrichten. Feta zerbröckeln und darübergeben.

Knusprige Grünkohlchips

Zubereitungszeit: ca. 10 Min. (+ ca. 30 Min. Backzeit) · **Für 1 Portion:**

1 Handvoll Grünkohl
2 EL Olivenöl
abgeriebene Schale von ½ unbehandelten Zitrone
½ TL Salz
frisch gemahlener Pfeffer

1. Backofen auf 120 °C (Umluft: 100 °C) vorheizen. Backblech mit Backpapier auslegen. Grünkohlblätter vom Stiel entfernen und in mundgerechte Stücke zupfen. Blätter waschen, trocken tupfen und in eine Schüssel geben. Mit Öl, Zitronenabrieb, Salz und 1 Prise Pfeffer vermischen.

2. Grünkohlblätter auf dem Backpapier verteilen, sodass die Blätter nicht übereinanderliegen. Im vorgeheizten Backofen ca. 20–30 Minuten trocknen lassen.

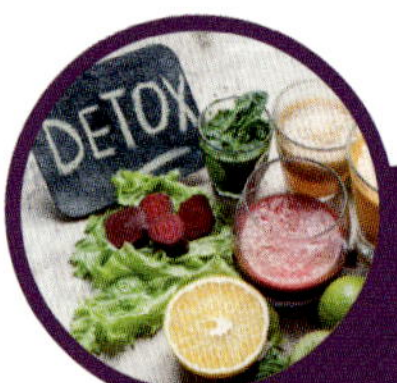

Knusper-Garantie

Während der Backzeit die Backofentür alle 5 Minuten kurz öffnen, damit die Feuchtigkeit entweichen kann. So werden die Chips richtig knusprig.

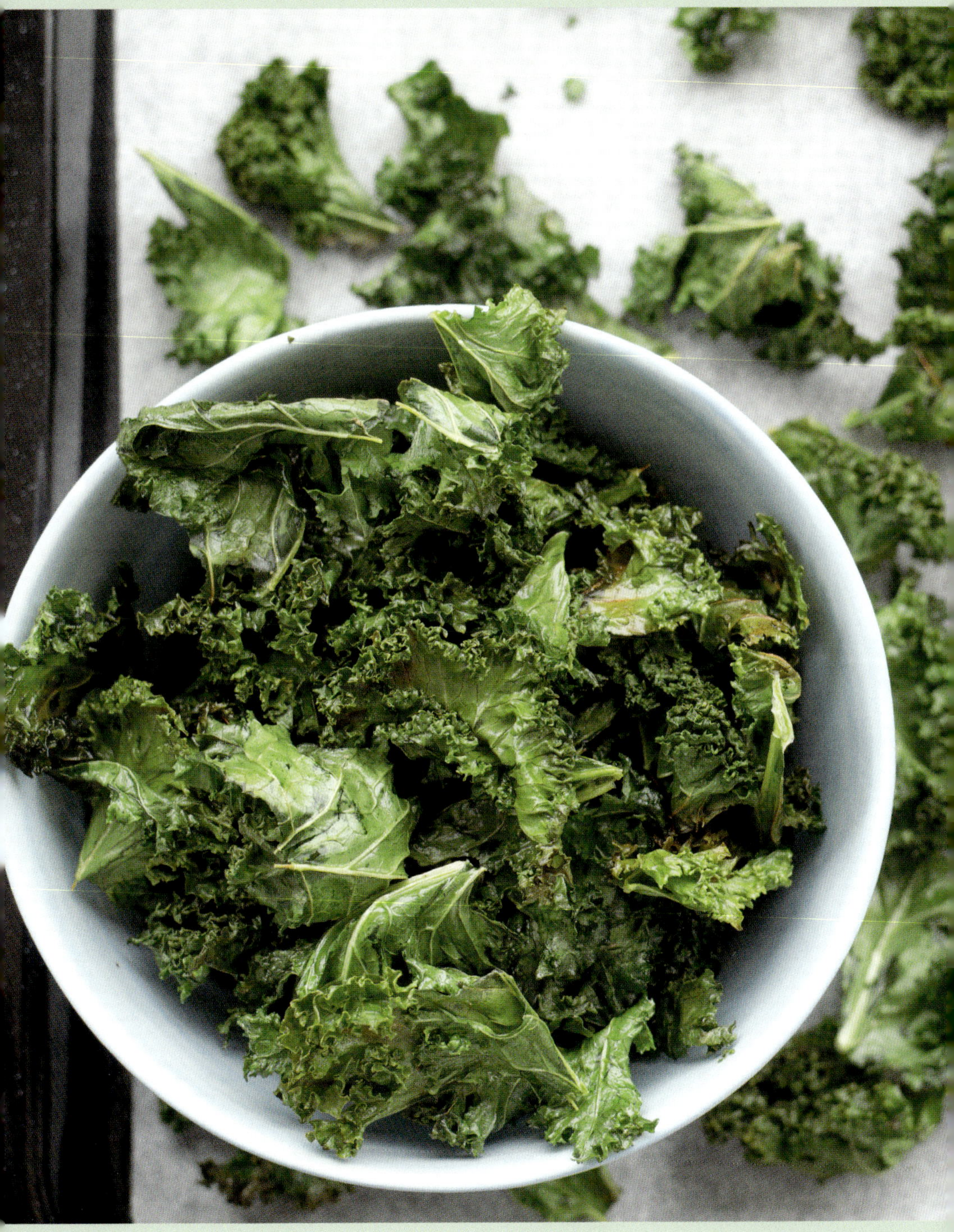

Energiebällchen

Zubereitungszeit: ca. 20 Min. (+ ca. 1 Std. Ruhezeit) · **Für ca. 20 Stück:**

50 g Haferflocken
2 EL Orangensaft
50 g entsteinte Datteln
50 g getrocknete Aprikosen
60 g Walnüsse
20 g Sesamsamen
10 g Leinsamen oder andere Samen

1. Haferflocken mit Orangensaft vermischen. Datteln, Aprikosen und Walnüsse grob hacken. Haferflocken, Datteln, Aprikosen und Walnüsse in einen Mixer geben und zu einer homogenen Masse mixen.

2. Samen ohne Fett goldbraun rösten. Backblech mit Backpapier auslegen. Aus der Haferflocken-Früchte-Nuss-Masse ca. 20 kleine Kugeln formen und in gerösteten Samen wälzen. Bällchen auf dem Backpapier verteilen und ca. 1 Stunde trocknen lassen.

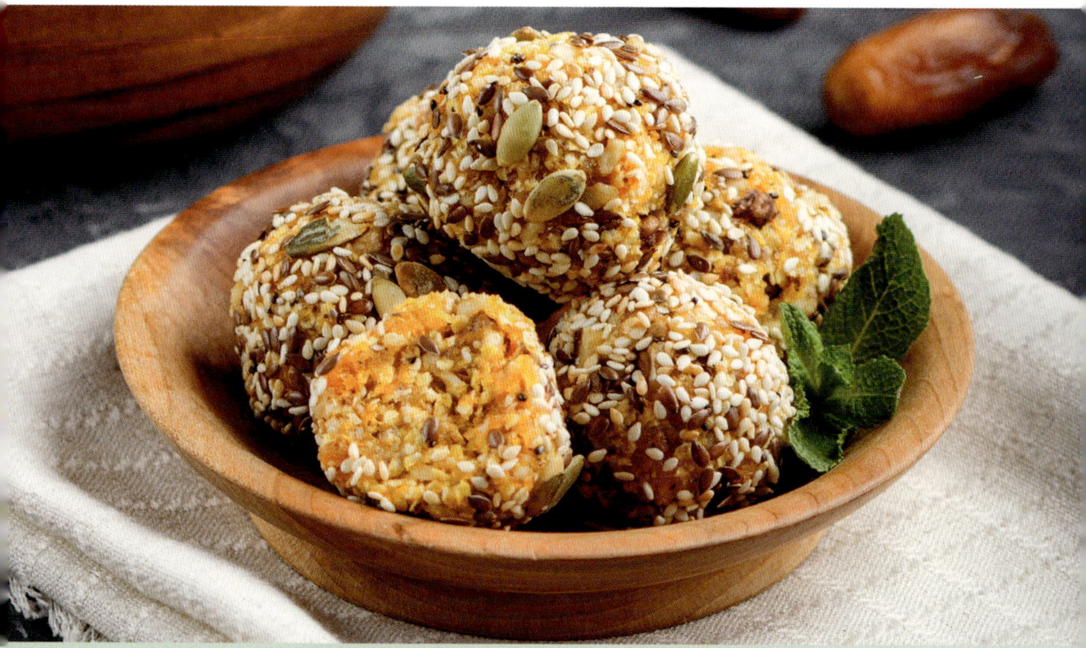

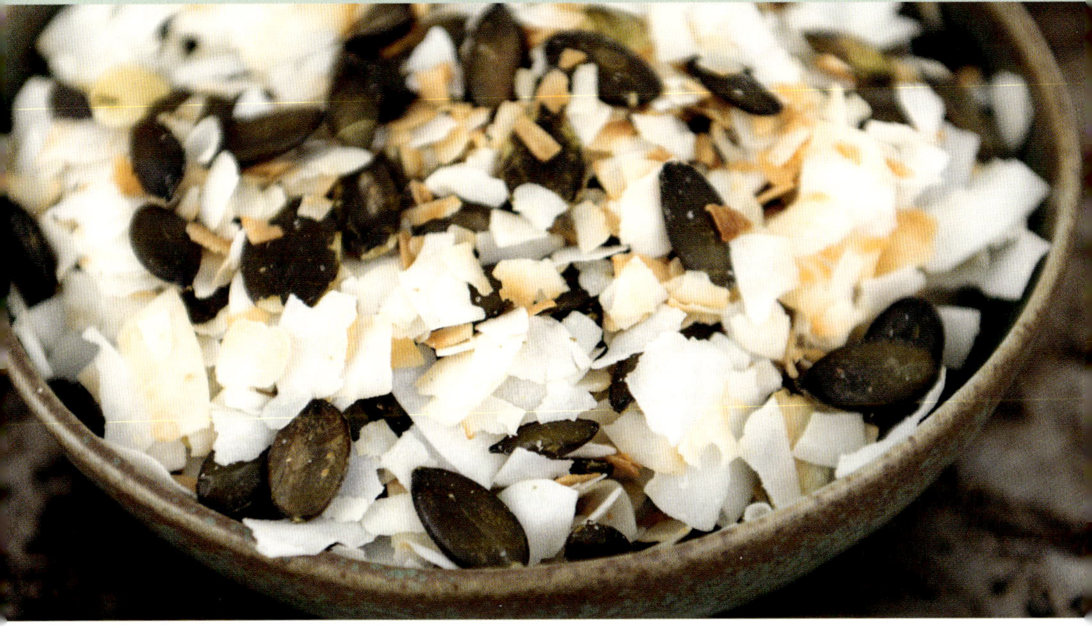

Trail-Mix mit Kokosnuss

Zubereitungszeit: ca. 10 Min. · **Für 1 Portion:**

100 g Kokoschips
50 g Sonnenblumenkerne
100 g Kürbiskerne
50 g getrocknete Cranberrys nach Belieben
1–2 TL Zimt

Kokoschips und Sonnenblumenkerne in einer Pfanne ohne Fett leicht anrösten. Abkühlen lassen und in eine Schüssel geben. Mit Kürbiskernen, Cranberrys und Zimt vermischen.

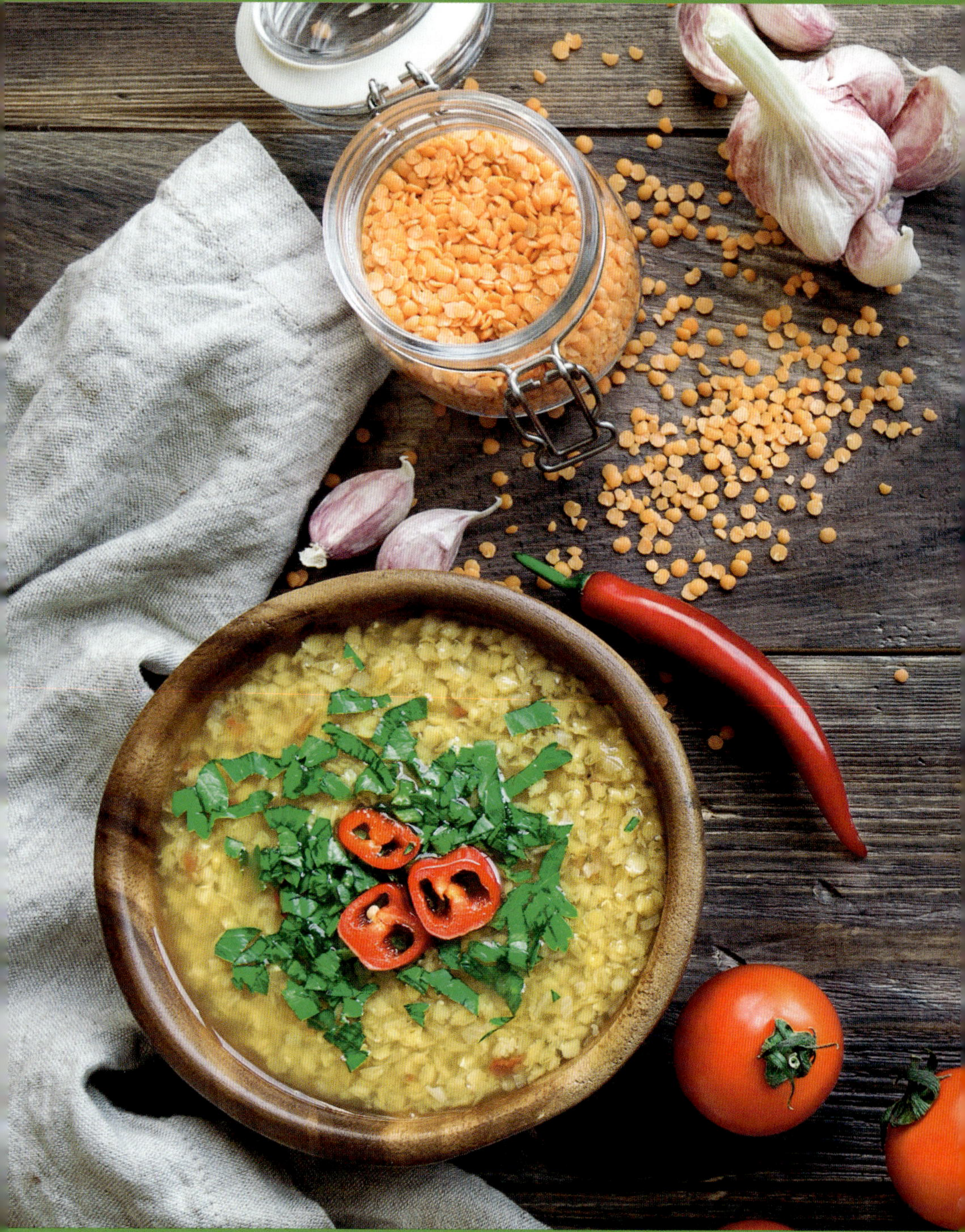

Hauptgerichte

Wer über einen längeren Zeitraum entgiftet, braucht sättigende und gesunde Hauptgerichte, die gut schmecken. Nichts leichter als das mit den köstlichen Currys, Bowls und Gemüsegerichten im nächsten Kapitel.

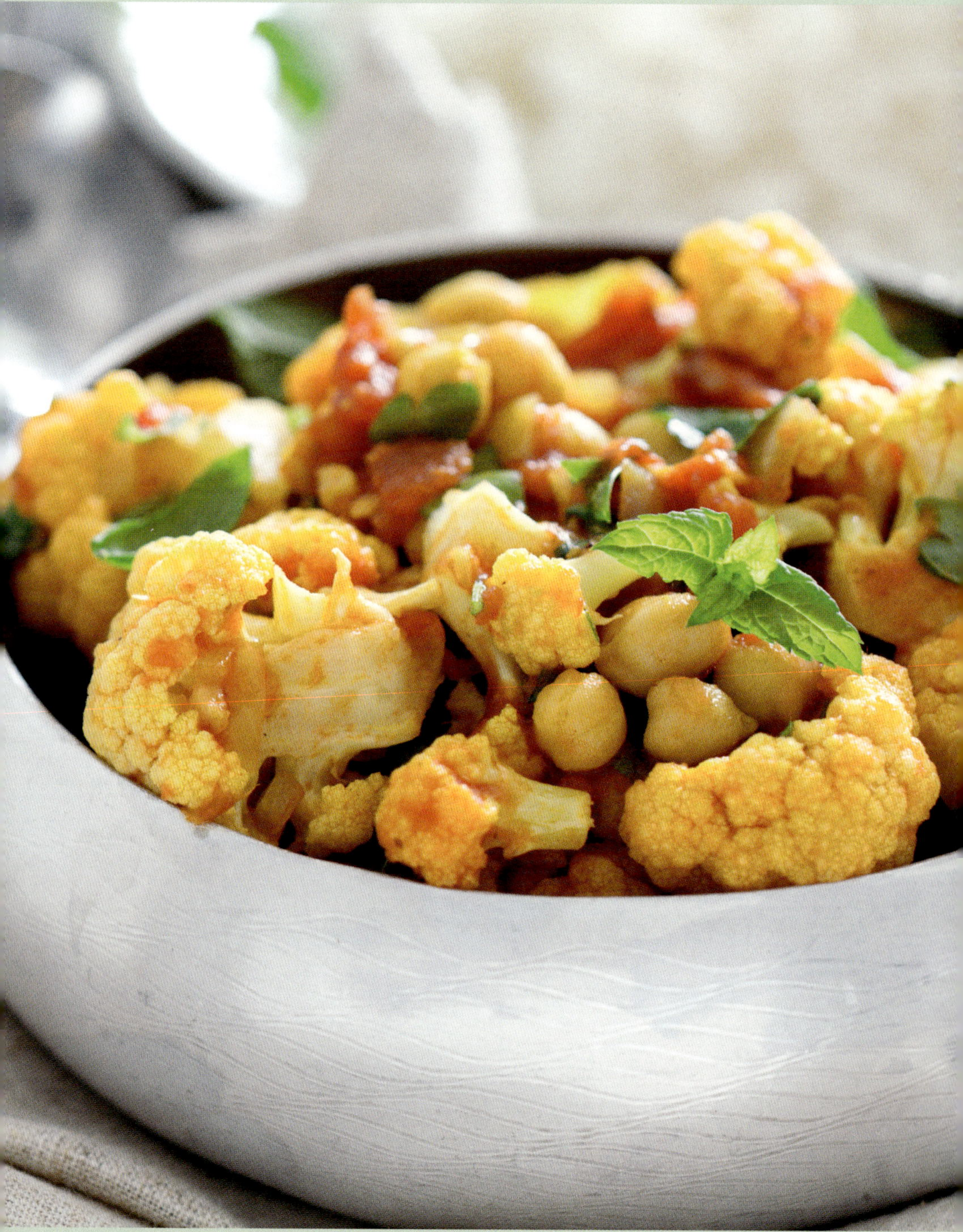

Kichererbsen-Blumenkohl-Curry

Zubereitungszeit: ca. 40 Min. · **Für 1 Portion:**

150 g Kichererbsen (aus der Dose)
150 g Blumenkohl
½ rote Zwiebel
1 Knoblauchzehe
1 kleines Stück Ingwer
1 Chilischote
1 EL Olivenöl
150 ml Kokosmilch
100 g gehackte Tomaten (aus der Dose)
Salz
frisch gemahlener Pfeffer
½ Teelöffel Kurkuma
½ Teelöffel Korianderpulver
½ Teelöffel edelsüßes Paprikapulver
½ Teelöffel Kreuzkümmelpulver
einige Blätter Thai-Basilikum oder Koriander
Saft von 1 Limette

1. Kichererbsen über einem Sieb abtropfen lassen. Blumenkohl waschen, putzen und in kleine Röschen teilen. Zwiebel, Knoblauch und Ingwer schälen und fein hacken. Chilischote waschen, halbieren, Kerne herausschneiden und in feine Streifen schneiden.

2. Olivenöl in einem Topf erhitzen und Zwiebel und Knoblauch darin andünsten. Ingwer zugeben und kurz mitdünsten. Mit Kokosmilch ablöschen. Tomaten, Blumenkohl, Chili und abgetropfte Kichererbsen zugeben und alles bei mittlerer Hitze ca. 25 Minuten köcheln lassen. Mit Gewürzen abschmecken.

3. Thai-Basilikum oder Koriander waschen, trocken schütteln, Blätter von den Stielen zupfen und fein hacken. Kichererbsen-Blumenkohl-Curry in einem Schälchen anrichten. Mit Kräutern bestreuen und mit Limettensaft beträufeln.

Buchweizen-Wrap

Zubereitungszeit: ca. 20 Min. (+ ca. 30 Min. Ruhezeit) · **Für 1 Portion:**

50 g Buchweizenmehl und etwas Mehl für die Arbeitsfläche
Salz
1 Prise Backpulver
2 EL Sojamilch
2 EL Öl
50 g Tofu
1 Tomate
½ kleine Zwiebel
einige Basilikumblätter
frisch gemahlener Pfeffer
1–2 EL Ajvar

1. Buchweizenmehl in eine Schüssel geben und mit 1 Prise Salz und Backpulver vermischen. Sojamilch und 1 Esslöffel Öl zugeben und alles zu einem Teig verkneten. Teig ca. 30 Minuten im Kühlschrank ruhen lassen.

2. Teig auf eine bemehlte Arbeitsfläche legen und sehr dünn ausrollen. Eine Pfanne ohne Fett erhitzen und Wrap von beiden Seiten ca. 30–40 Sekunden anbraten, bis er leichte Blasen wirft. Wrap in ein feuchtes Küchentuch wickeln, so bleibt er weich.

3. Tofu klein würfeln. Tomate waschen, halbieren, vom Stielansatz befreien und würfeln. Zwiebel schälen und fein hacken. Basilikum waschen, trocken schütteln und grob hacken. Restliches Öl in einer Pfanne erhitzen und Tofu darin anbraten. Mit Salz und Pfeffer würzen.

4. Wrap mit Ajvar bestreichen und mit Tofu, Tomate, Zwiebel und Basilikumblättern belegen. Buchweizen-Wrap zusammenrollen und genießen.

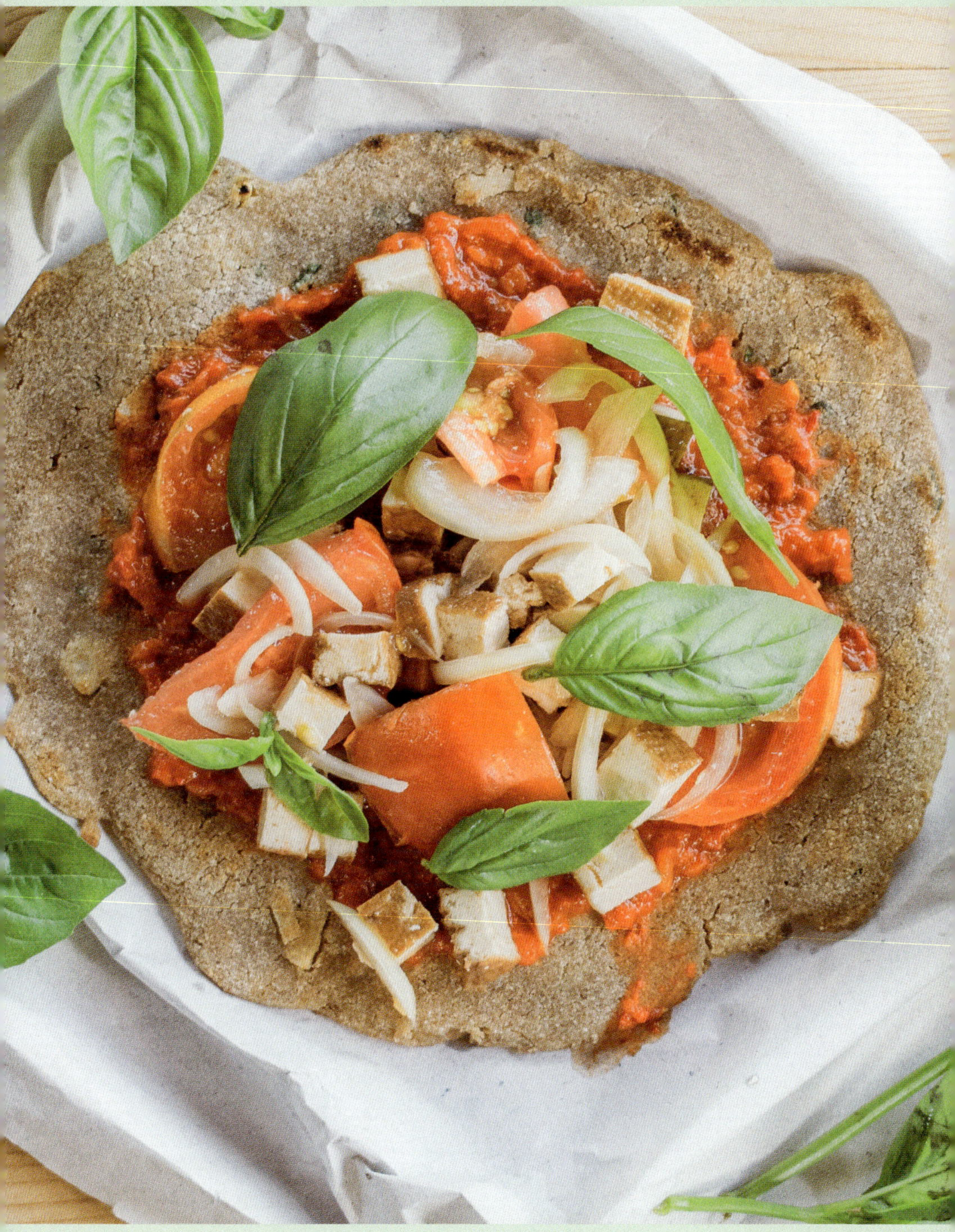

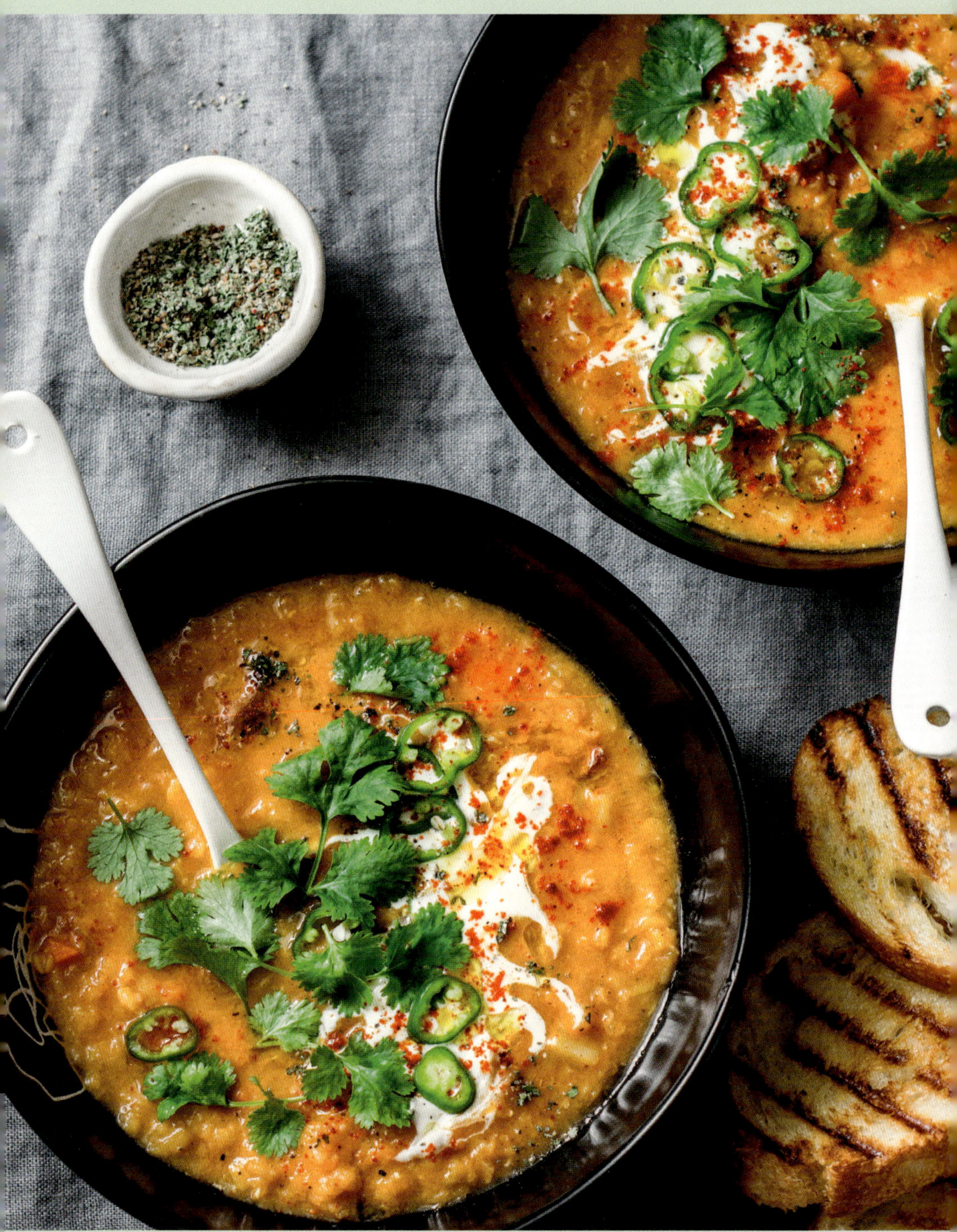

Rotes Linsen-Curry

Zubereitungszeit: ca. 40 Min. · **Für 1 Portion:**

75 g rote Linsen
1 grüne Chilischote
1 kleine Zwiebel
1 kleines Stück Ingwer
1 EL Ghee
½ TL Kreuzkümmel, grob gemörsert
½ TL Koriandersamen, grob gemörsert
200 g gehackte Tomaten (aus der Dose)
½ TL Salz
½ TL Kurkuma
2 Prisen Cayennepfeffer
1 Prise Zimt
etwas Koriander zum Garnieren
etwas Naturjoghurt zum Garnieren

1. Linsen gründlich waschen und über einem Sieb abtropfen lassen. 250 Milliliter Wasser in einen Topf geben, Linsen zufügen und bei mittlerer Hitze aufkochen lassen. Hitze reduzieren und Linsen bei geringer Hitze weich köcheln lassen.

2. Chilischote putzen, waschen und in feine Ringe schneiden. Zwiebel und Ingwer schälen und fein hacken. Ghee erhitzen und Zwiebel, Kreuzkümmel und Koriander darin goldbraun anrösten. Ingwer und die Hälfte der Chilischote zugeben und ca. 1 Minute mitbraten. Tomaten zugeben und zugedeckt bei geringer Hitze ca. 5 Minuten köcheln lassen.

3. Mit Salz, Kurkuma, 1 Prise Cayennepfeffer und Zimt abschmecken. Linsen mit Kochflüssigkeit zugeben und alles bei geringer Hitze ca. 10–15 Minuten köcheln lassen. Koriander waschen, trocken schütteln und Blätter von den Stielen zupfen. Curry in ein Schälchen füllen und mit Naturjoghurt, restlichem Cayennepfeffer, Koriander und restlicher Chilischote garnieren.

Buntes Gemüse in Kokosmilch

Zubereitungszeit: ca. 50 Min. · **Für 1 Portion:**

1 Kartoffel
1 kleine Möhre
125 g Blumenkohl
50 g Stangenbohnen
1 Knoblauchzehe
½ Zwiebel
1 kleines Stück Ingwer
2 EL Öl
Salz
frisch gemahlener Pfeffer
1 TL Mehl
1 TL Currypulver
200 ml Kokosmilch
50 g Erbsen (TK-Produkt)

1. Kartoffel schälen und würfeln. Möhre putzen, schälen und würfeln. Blumenkohl waschen, putzen und in kleine Röschen teilen. Bohnen waschen, putzen und halbieren. Knoblauch, Zwiebel und Ingwer schälen und fein hacken.

2. 1 Esslöffel Öl in einem Topf erhitzen. Bohnen darin unter Wenden anbraten. Mit Salz und Pfeffer abschmecken, herausnehmen und beiseitestellen. Restliches Öl im Bratfett erhitzen und Kartoffel- und Möhrenwürfel darin ca. 5 Minuten von allen Seiten anbraten. Mit Salz und Pfeffer abschmecken. Knoblauch, Zwiebel und Ingwer zufügen und kurz mitbraten.

3. Mehl und Currypulver darüberstäuben und kurz anschwitzen. Mit Kokosmilch ablöschen. Erbsen zugeben. Aufkochen lassen und zugedeckt bei mittlerer Hitze ca. 10 Minuten köcheln lassen. Blumenkohl zufügen und weitere ca. 5 Minuten köcheln lassen. Bohnen zugeben und kurz miterhitzen. Buntes Gemüse in Kokosmilch nochmals mit Gewürzen abschmecken und servieren.

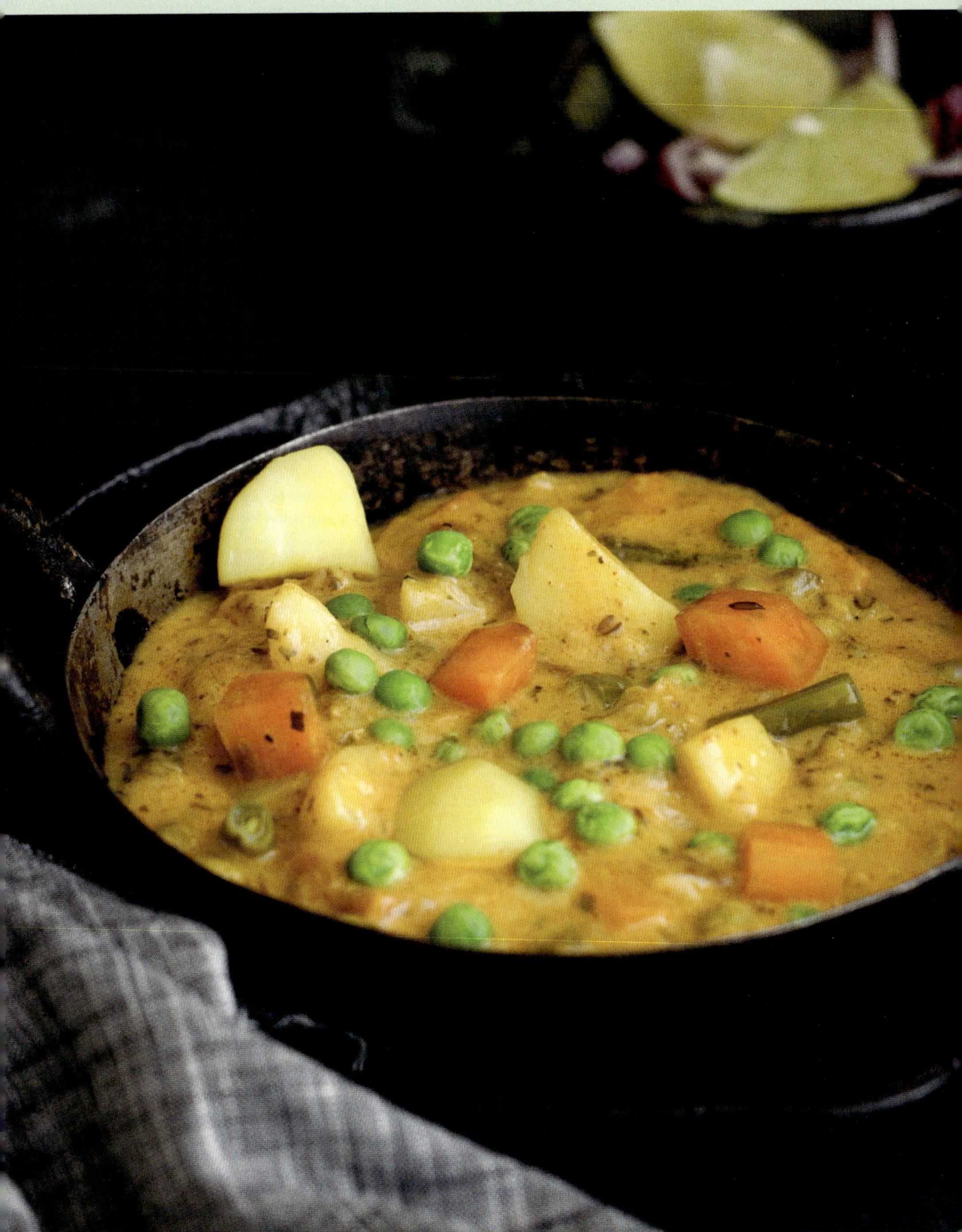

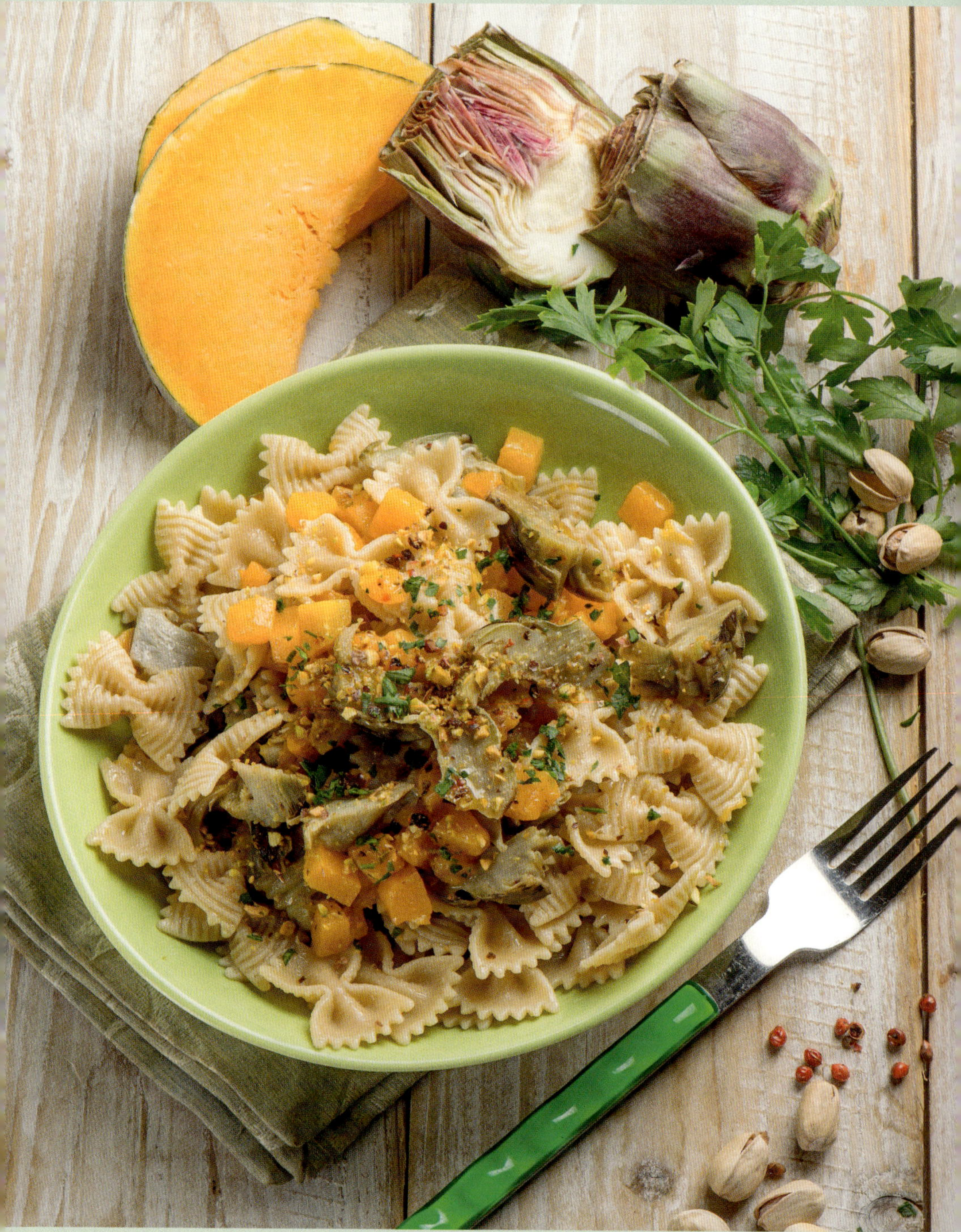

Pasta mit Artischocke und Kürbis

Zubereitungszeit: ca. 45 Min. · **Für 1 Portion:**

Saft von 1½ Zitronen
2 Artischocken
125 g Hokkaidokürbis
1 Knoblauchzehe
2 Stängel Petersilie
1 EL Olivenöl
Salz
frisch gemahlener Pfeffer
125 g Vollkornpasta (z.B. Farfalle)
1 EL Butter
etwas Parmesan zum Garnieren
gehackte Pistazien zum Garnieren

1. Schüssel mit Wasser bereitstellen und Saft von 1 Zitrone zugeben. Stiel der Artischocken mit der Hand abbrechen. Obere zwei Drittel der Artischocken abschneiden und Schnittfläche in Zitronenwasser tunken. Harte Blätter und grüne Teile der Artischocken entfernen. Faserigen inneren Teil der Artischocken – das „Heu“ – mit einem Löffel entfernen und Artischockenböden in Zitronenwasser einlegen.

2. Kürbis waschen, Kerne entfernen und Fruchtfleisch würfeln. Knoblauch schälen und fein hacken. Petersilie waschen, trocken schütteln und Blätter fein hacken. Artischockenböden abtrocknen und in Stücke schneiden. Öl erhitzen und Artischocken, Kürbis und Knoblauch darin anrösten. Restlichen Zitronensaft und etwas Wasser zufügen. Die Hälfte der Petersilie zufügen und alles zugedeckt bei geringer Hitze ca. 20 Minuten köcheln lassen. Mit Salz und Pfeffer abschmecken. Pasta nach Packungsanleitung zubereiten.

3. Butter in einer Pfanne schmelzen. Pasta mit Butter, Artischocken und Kürbis vermischen und anrichten. Mit restlicher Petersilie, Parmesan und gehackten Pistazien garnieren.

Detox Buddha Bowl

Zubereitungszeit: ca. 40 Min. (+ ca. 15 Min. Backzeit) · **Für 1 Portion:**

60 g Kichererbsen (aus der Dose)
½ TL rosenscharfes Paprikapulver
1 Prise gemahlener Kreuzkümmel
2 EL Olivenöl
Salz
frisch gemahlener Pfeffer
40 g Quinoa
1 Handvoll Rotkohl
1 Handvoll Cocktailtomaten
1 kleine Schalotte
50 g Rauke
½ Avocado
1 EL Zitronensaft
1 EL Apfelessig
1 TL Ahornsirup

1. Backofen auf 220 °C (Umluft: 200 °C) vorheizen. Backblech mit Backpapier auslegen. Kichererbsen waschen, abtropfen lassen und trocken tupfen. Paprikapulver und Kreuzkümmel mit 1 Esslöffel Olivenöl verrühren und Kichererbsen damit marinieren. Auf dem Backpapier verteilen und im vorgeheizten Backofen ca. 15 Minuten backen. Herausnehmen und mit Salz und Pfeffer abschmecken.

2. Quinoa gründlich waschen und nach Packungsanweisung zubereiten. Rotkohl putzen, waschen und in feine Streifen schneiden oder hobeln. Tomaten waschen und halbieren. Schalotte schälen und in feine Ringe schneiden. Rauke waschen und trocken schütteln. Avocado halbieren und entkernen. Fruchtfleisch entnehmen und fein zerdrücken. Mit Zitronensaft, Salz und Pfeffer cremig verrühren.

3. Für das Dressing restliches Olivenöl, Apfelessig und Ahornsirup vermischen. Mit Salz und Pfeffer abschmecken. Gemüse, Kichererbsen, Quinoa und Avocadocreme in einer Schüssel anrichten und Detox Buddha Bowl mit Dressing beträufeln.

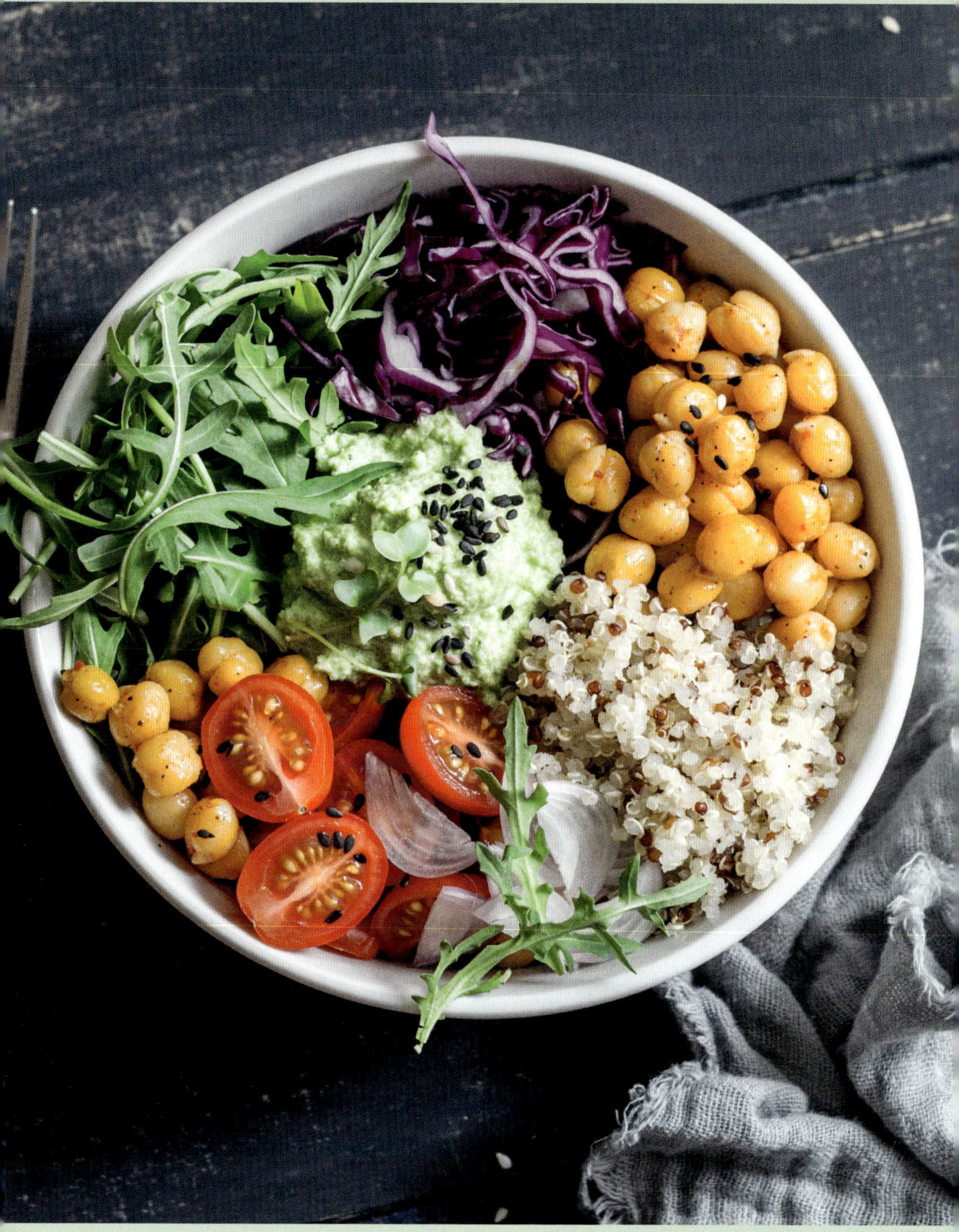

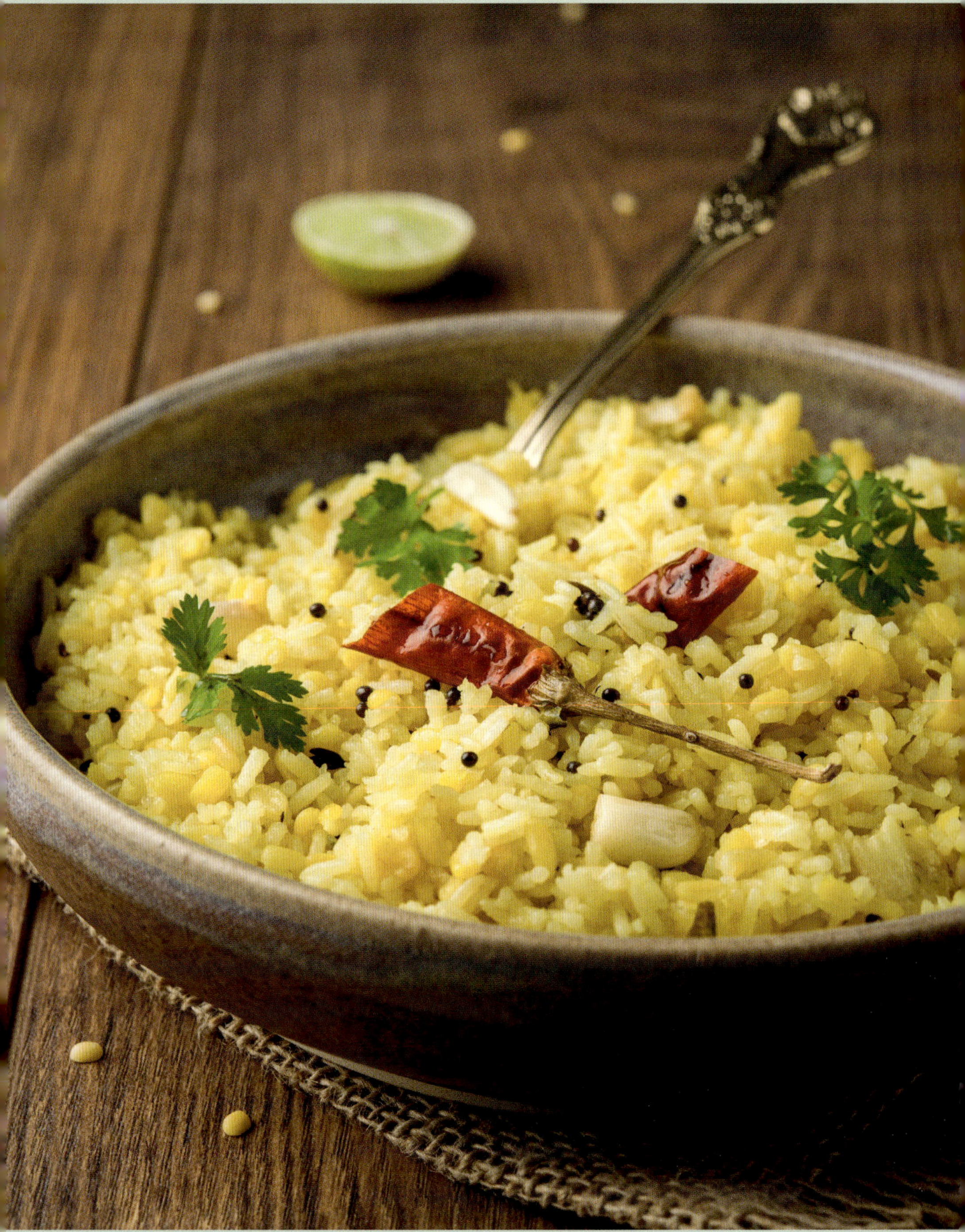

Ayurvedisches Kitchari

Zubereitungszeit: ca. 45 Min. · **Für 1 Portion:**

100 g Mung Dal
75 g Basmati-Reis
1 kleines Stück Ingwer
½ getrocknete rote Chilischote
1 EL Ghee
1 Lorbeerblatt
2 grüne Kardamomkapseln
1 Nelke
3 schwarze Pfefferkörner
½ Zimtstange
1 EL Kokosflocken
1 TL gemahlener Koriander
½ TL Kurkuma
Salz
einige Stängel frischer Koriander
Limettensaft
Senfsamen nach Belieben

1. Mung Dal und Basmati-Reis waschen. Ingwer schälen und fein hacken. Chilischote klein schneiden. Ghee erhitzen und Ingwer, Chilischote, Lorbeerblatt, Kardamomkapseln, Nelke, Pfefferkörner und Zimtstange bei geringer Hitze andünsten. Kokosflocken, Koriander und Kurkuma zugeben und unterrühren.

2. Mung Dal und Basmati-Reis zugeben und ca. 300 Milliliter Wasser zugießen. Bei starker Hitze ca. 5 Minuten kochen. Hitze reduzieren und alles bei geringer Hitze ca. 20 Minuten köcheln lassen. Topf vom Herd nehmen und alles etwas ziehen lassen.

3. Vor dem Servieren umrühren und feste Bestandteile der Gewürze entfernen. Mit Salz abschmecken. Koriander waschen, trocken schütteln und Blätter von den Stielen zupfen. Ayurvedisches Kitchari anrichten, mit Limettensaft beträufeln und mit Koriander und nach Belieben Senfsamen servieren.

Gebackene Süßkartoffel

Zubereitungszeit: ca. 20 Min. (+ ca. 40 Min. Backzeit) · **Für 1 Portion:**

1 große Süßkartoffel
Öl
frisch gemahlener Pfeffer
Salz
1 kleine Zwiebel
1 Knoblauchzehe
1 Avocado
50 g Naturjoghurt
1 EL Limettensaft
etwas Rauke zum Garnieren

1. Backofen auf 200 °C (Umluft: 180 °C) vorheizen. Backblech mit Backpapier auslegen. Süßkartoffel waschen, trocken tupfen und auf das Backpapier legen. Etwas Öl mit Pfeffer und Salz vermischen und Süßkartoffel damit von allen Seiten bestreichen.

2. Süßkartoffel im vorgeheizten Backofen je nach Größe ca. 40 Minuten garen. Zwiebel und Knoblauch schälen und fein hacken. Öl in einer Pfanne erhitzen und Zwiebel und Knoblauch darin andünsten. Avocado halbieren und entkernen. Fruchtfleisch mit einem Löffel entnehmen und mit einer Gabel fein zerdrücken. In eine Schüssel geben und mit Zwiebel, Knoblauch, Naturjoghurt und Limettensaft vermischen. Mit Salz und Pfeffer abschmecken.

3. Rauke waschen und trocken schütteln. Gebackene Süßkartoffel aus dem Ofen nehmen und der Länge nach einschneiden. Mit Avocadocreme füllen und mit Rauke bestreut servieren.

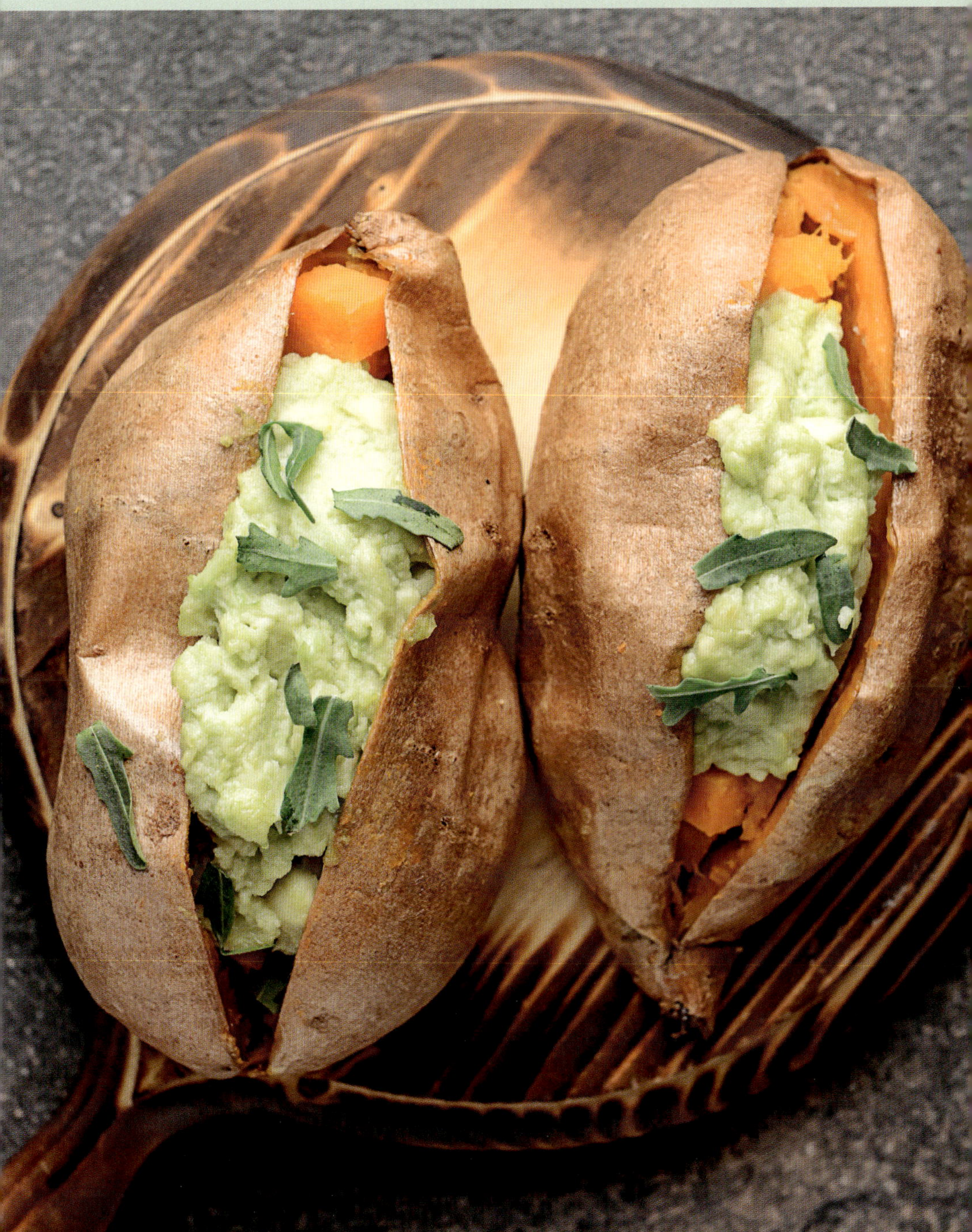

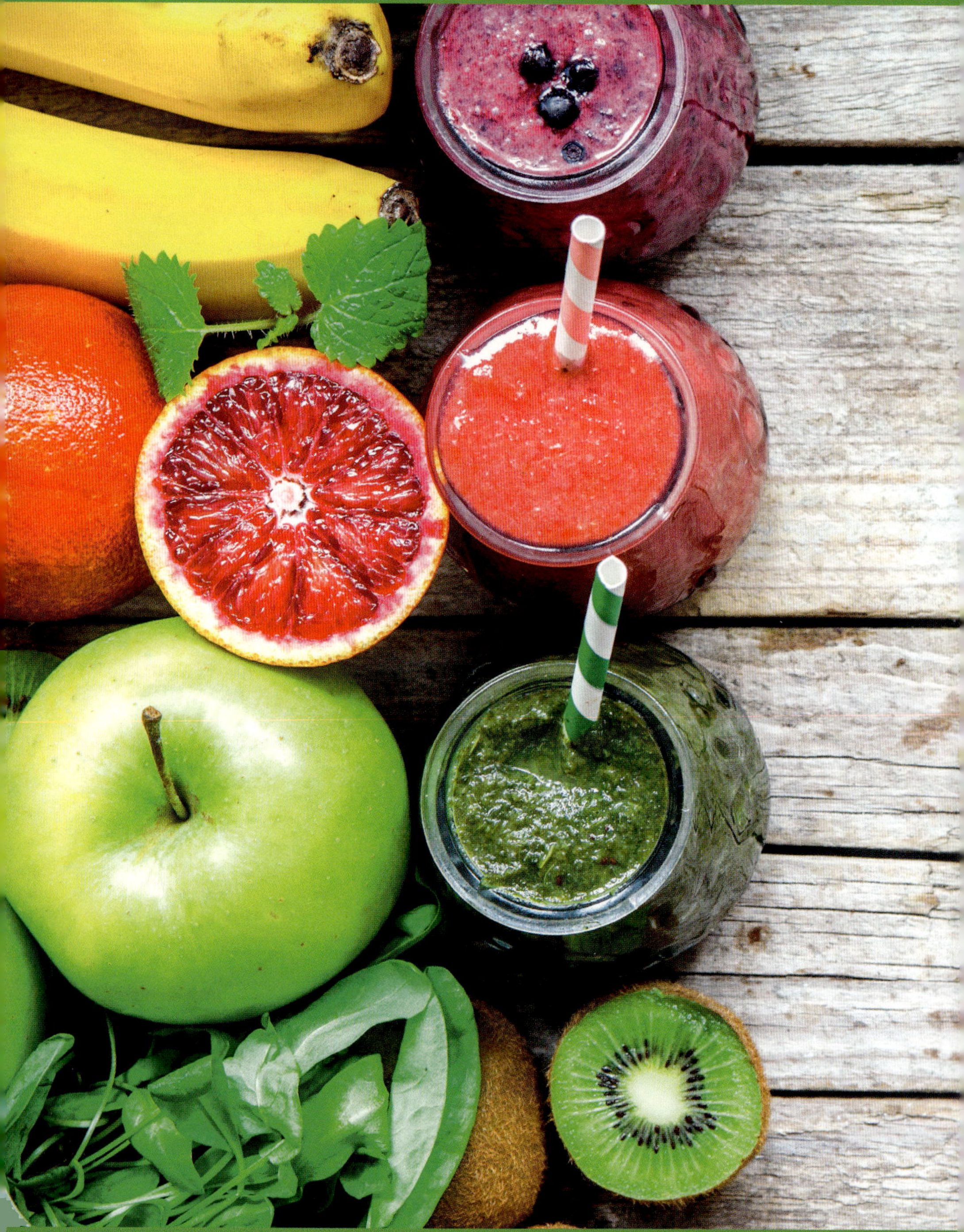

Smoothies, Aromawasser & Co.

Kein Detox ohne Getränke, die die Entgiftung so richtig in Fahrt bringen. Vollgepackt mit Vitaminen und Mineralstoffen, unterstützen sie sanft die Entgiftungsorgane und versorgen uns mit wichtigen Nährstoffen.

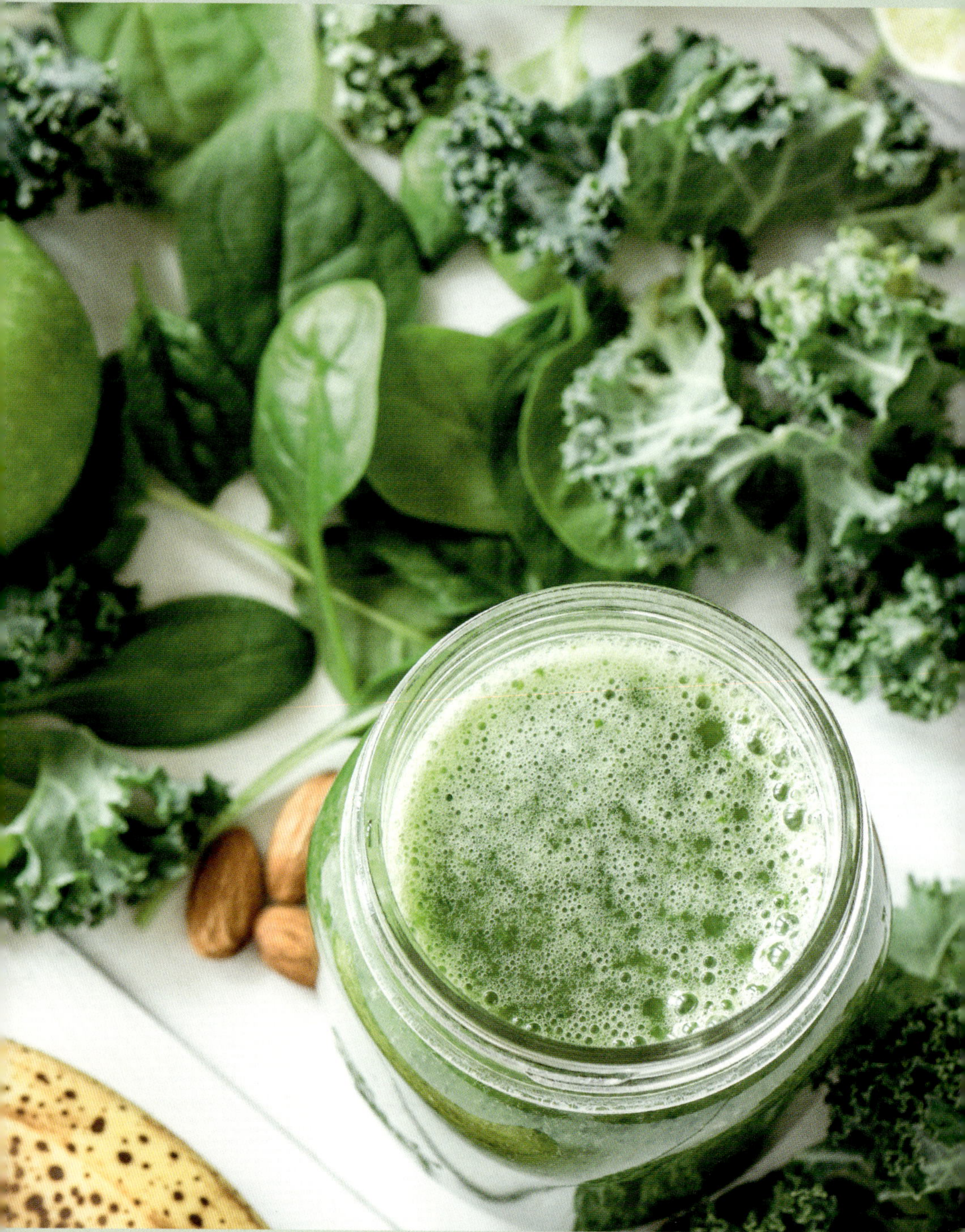

Grüner Detox-Smoothie

Zubereitungszeit: ca. 10 Min. · **Für 1 Portion:**

1 Handvoll Babyspinat
1 Handvoll Grünkohl
½ Banane
½ Apfel
100 ml Mandelmilch
1 Limette

1. Spinat und Grünkohl waschen und trocken schütteln. Banane schälen und grob schneiden. Apfel waschen, halbieren, Kerngehäuse entfernen und Fruchtfleisch grob würfeln. Gemüse und Obst in einen Mixer geben, Mandelmilch zufügen und alles pürieren. Je nach gewünschter Konsistenz noch etwas Mandelmilch zugeben.

2. Limette auspressen. Detox-Smoothie mit Limettensaft abschmecken und gut gekühlt servieren.

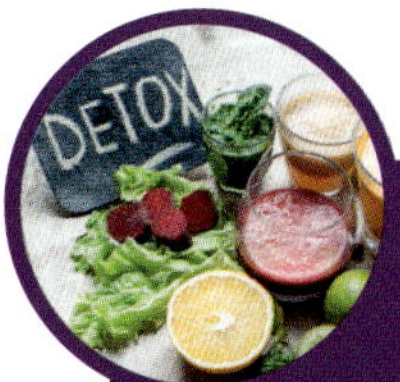

Tipp

Bewahren Sie Gemüse, Obst und Mandelmilch im Kühlschrank auf, ist der Smoothie nach dem Mixen erfrischend kühl. Statt Mandelmilch können Sie auch stilles Wasser verwenden.

Beeren-Smoothie

Zubereitungszeit: ca. 10 Min. · **Für 1 Portion:**

150 g gemischte Beeren (frisch oder TK-Produkt) und einige Beeren für die Dekoration
½ Banane
120 ml Orangensaft
125 g Naturjoghurt
1 Msp. Vanillemark
1–2 EL Ahornsirup nach Belieben

1. Werden frische Beeren verwendet, diese verlesen, waschen und trocken tupfen. Banane schälen und grob schneiden. Beeren, Banane, Orangensaft, Joghurt, Vanillemark und Ahornsirup in einen Mixer geben und pürieren.

2. Beeren-Smoothie in ein Glas füllen und mit Beeren garniert servieren.

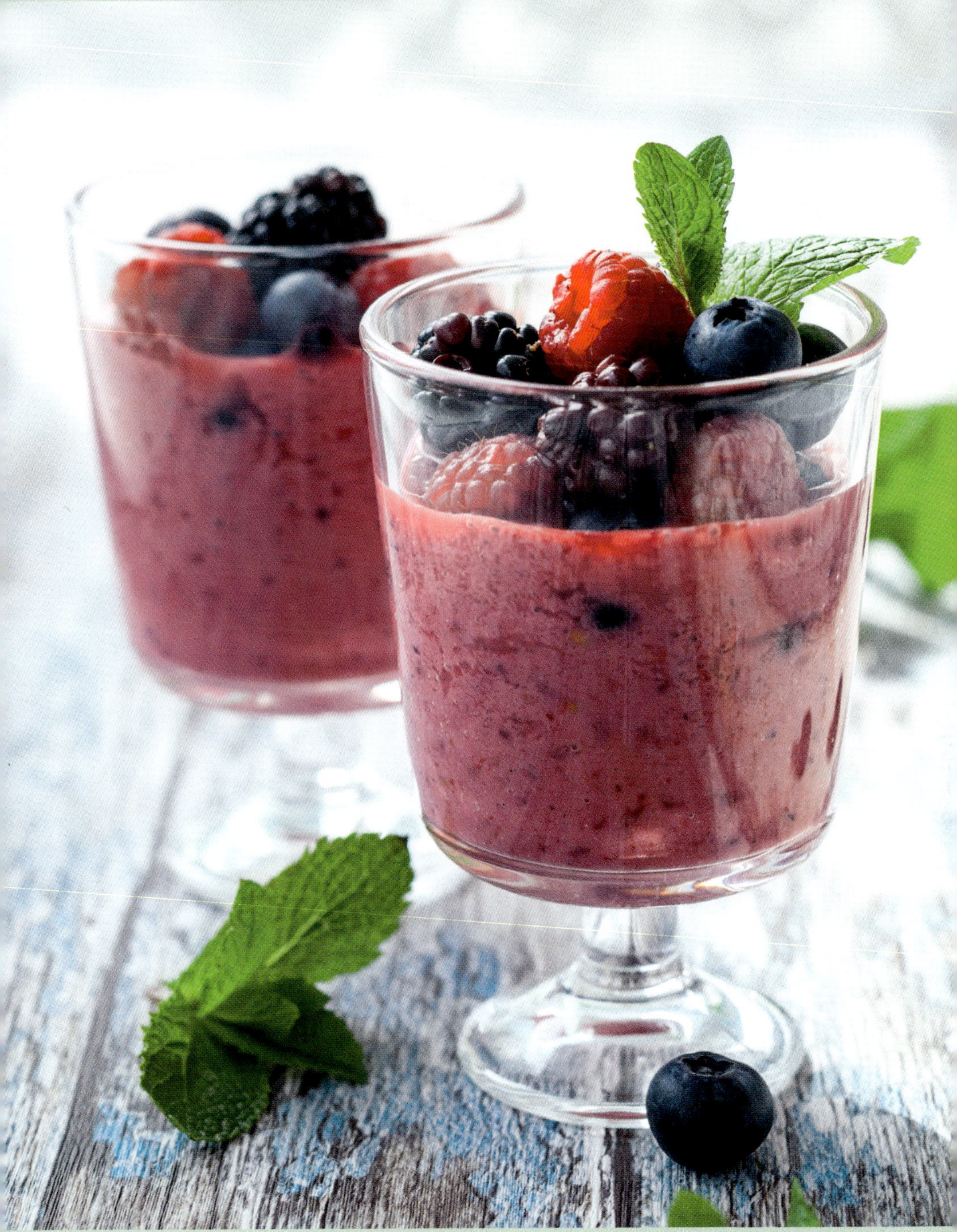

Avocado-Smoothie mit Gurke

Zubereitungszeit: ca. 10 Min. · **Für 1 Portion:**

½ unbehandelte Gurke
½ Avocado
120 ml Mandelmilch
30 ml Zitronensaft
1 Stängel Minze

1. Gurke waschen, trocken tupfen und in grobe Stücke schneiden. Avocado halbieren und entkernen. Fruchtfleisch mit einem Löffel entnehmen und in Stücke schneiden. Gurke, Avocado, Mandelmilch und Zitronensaft in einen Mixer geben und cremig pürieren.

2. Minze waschen und trocken schütteln. Avocado-Smoothie in ein Glas füllen und mit Minze dekoriert servieren.

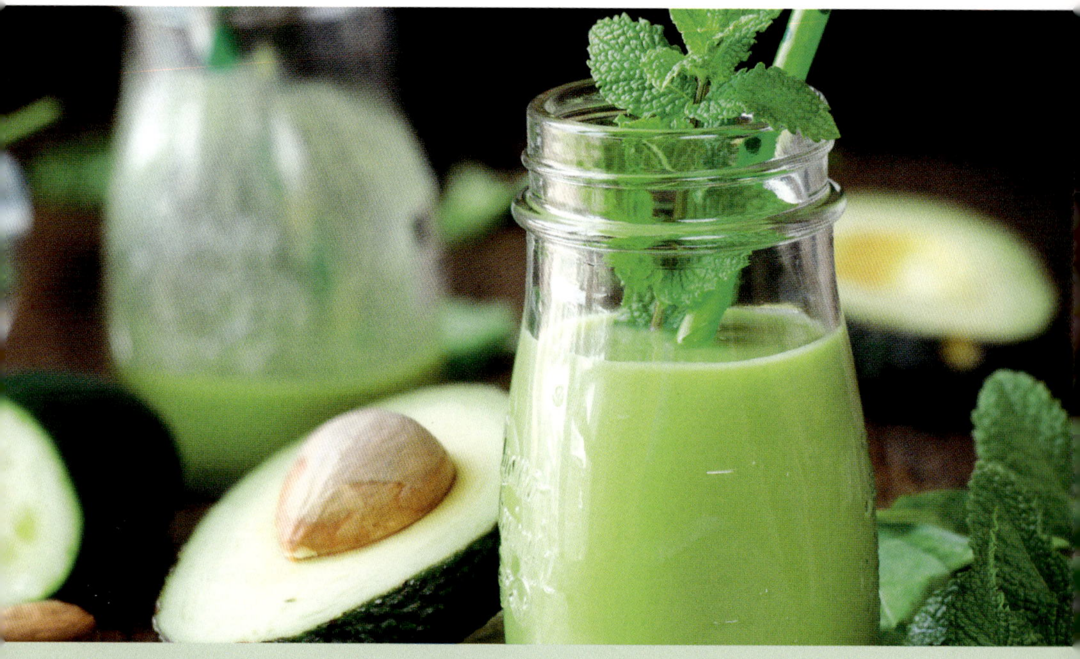

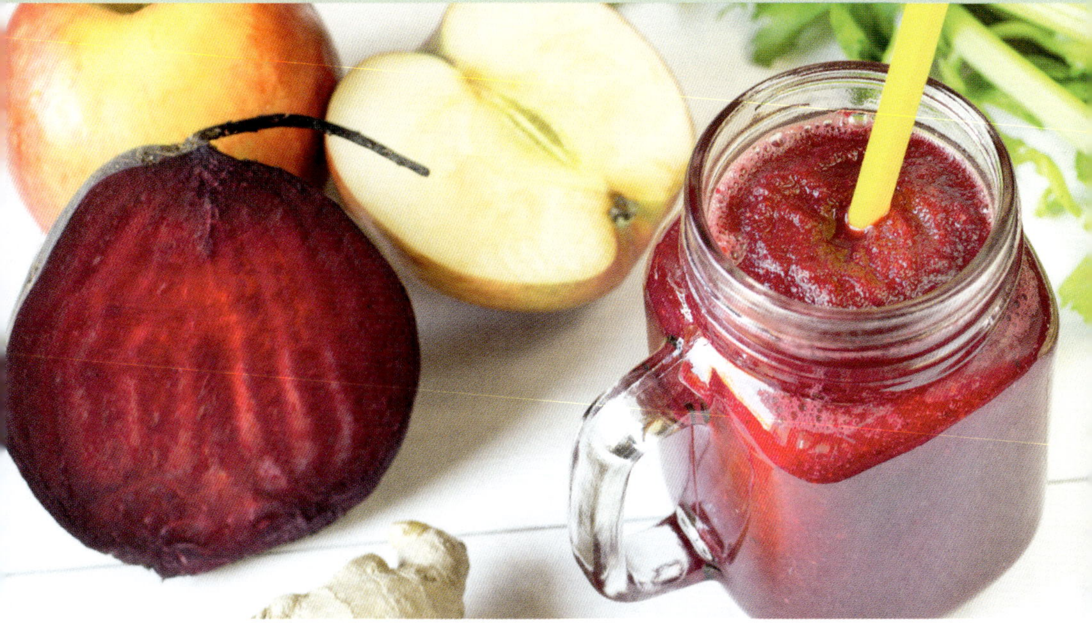

Rote-Bete-Smoothie

Zubereitungszeit: ca. 10 Min. · **Für 1 Portion:**

1 Rote Bete (gekocht und vakuumverpackt)
1 kleine Stange Sellerie
1 kleines Stück Ingwer
½ Apfel
½ unbehandelte Limette
1 TL Honig
50 ml Apfelsaft

1. Rote Bete würfeln. Sellerie putzen, waschen und klein schneiden. Ingwer schälen und grob hacken. Apfel waschen, Kerngehäuse entfernen und Fruchtfleisch würfeln. Limette mit heißem Wasser waschen und trocken tupfen. Schale abreiben und Saft auspressen.

2. Gemüse, Obst, Limettenabrieb und -saft sowie Honig und Apfelsaft in einen Mixer geben. 75 Milliliter kaltes Wasser zufügen. Alles auf höchster Stufe fein pürieren, in ein Glas füllen und sofort genießen.

Grapefruit-Minze-Wasser

Zubereitungszeit: ca. 10 Min. (+ ca. 3 Std. Kühlzeit) · **Für 1 Liter:**

½ unbehandelte rosa Grapefruit
½ unbehandelte Limette
2 Stängel Minze

1. Grapefruit und Limette mit heißem Wasser gründlich waschen und in Stücke schneiden. Minze waschen und Blättchen abzupfen. Alle Zutaten in eine Karaffe oder einen Krug geben und 1 Liter Wasser zugießen.

2. Grapefruit-Minze-Wasser in den Kühlschrank stellen und mindestens ca. 3 Stunden ziehen lassen. Aromawasser gut gekühlt genießen.

Erdbeer-Basilikum-Wasser

Zubereitungszeit: ca. 10 Min. (+ ca. 12 Std. Kühlzeit) · **Für 1 Liter:**

6 Erdbeeren
2–3 Stängel Basilikum

1. Erdbeeren waschen und putzen. Je nach Größe halbieren oder vierteln. Basilikum waschen und Blättchen abzupfen. Erdbeeren und Basilikum in eine Karaffe oder einen Krug geben und 1 Liter Wasser zugießen.

2. Erdbeer-Basilikum-Wasser in den Kühlschrank stellen und ca. 12 Stunden ziehen lassen. Aromawasser gut gekühlt genießen.

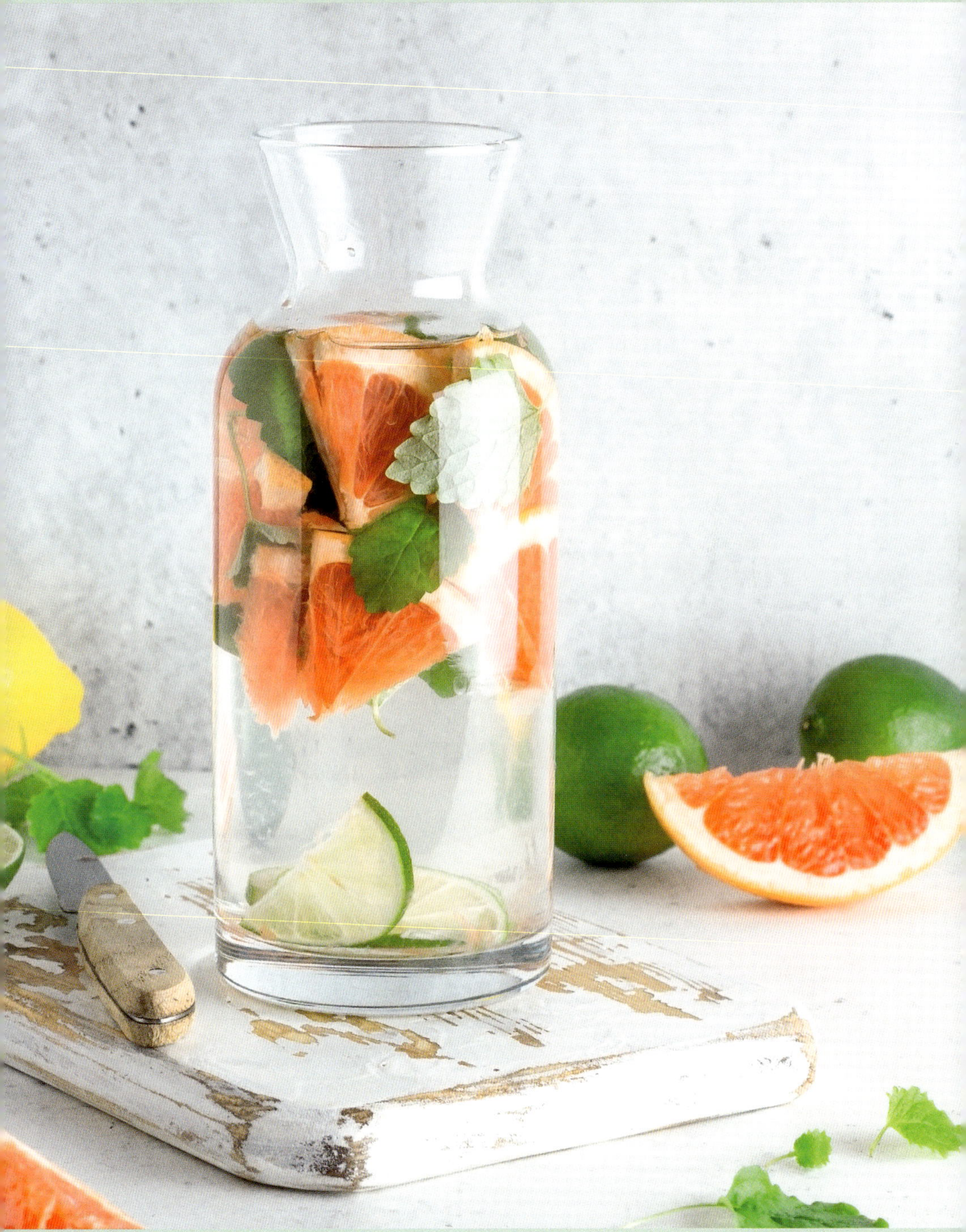

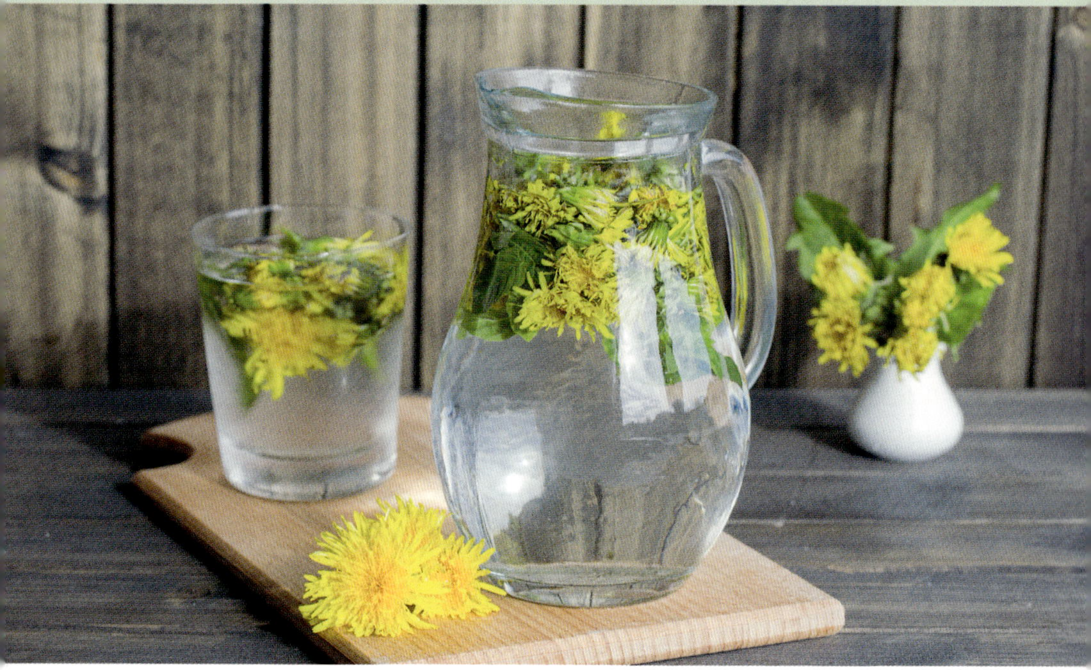

Löwenzahn-Detox-Wasser

Zubereitungszeit: ca. 10 Min. (+ ca. 12 Std. Kühlzeit) · **Für 1 Liter:**

1 Handvoll junge Löwenzahnblätter
1 Handvoll Löwenzahnblüten
2 Stängel Minze

1. Löwenzahnblätter und Löwenzahnblüten waschen. Minze waschen und Blättchen abzupfen. Alle Zutaten in eine Karaffe oder einen Krug geben und 1 Liter Wasser zugießen.

2. Löwenzahn-Detox-Wasser in den Kühlschrank stellen und ca. 12 Stunden ziehen lassen. Gut gekühlt genießen.

Master-Cleanse-Wasser

Zubereitungszeit: ca. 10 Min. · **Für 1 Portion:**

1 Stück Ingwer
2 TL Zitronensaft
2 TL Ahornsirup
1 Prise Cayennepfeffer

Ingwer gut waschen, nach Belieben schälen und in Scheiben schneiden. Ingwer, Zitronensaft und Ahornsirup in ein Glas geben und 300 Milliliter heißes Wasser zugießen. Mit 1 Prise Cayennepfeffer würzen. Master-Cleanse-Wasser umrühren, etwas abkühlen lassen und genießen.

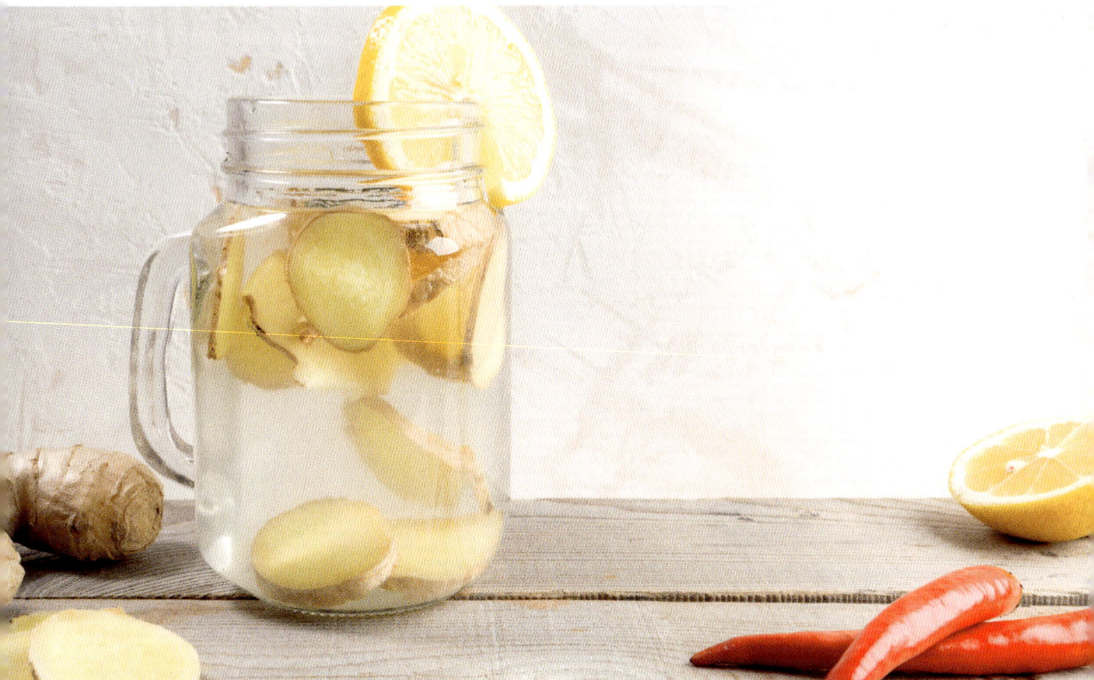

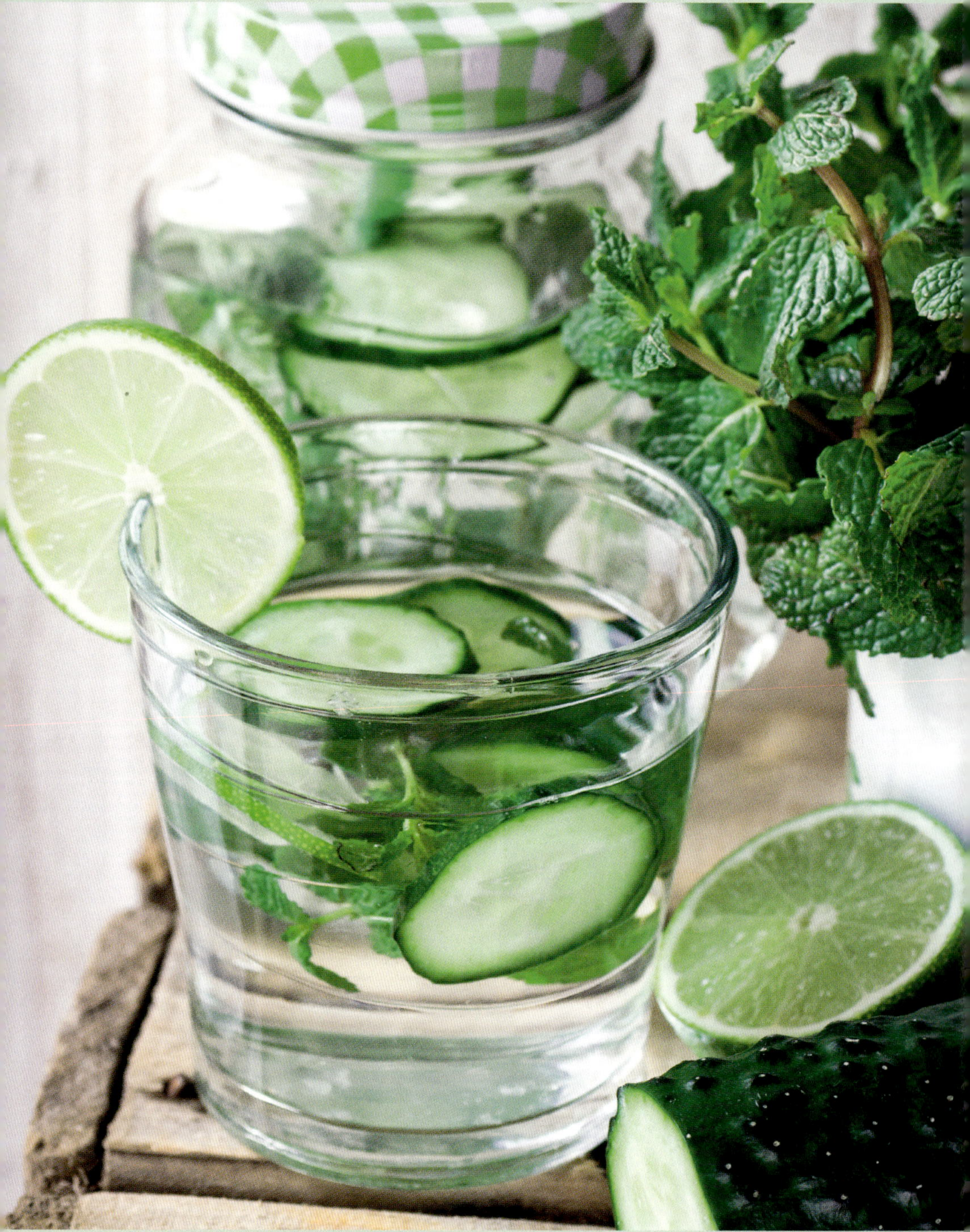

Gurken-Limetten-Wasser

Zubereitungszeit: ca. 10 Min. (+ ca. 12 Std. Kühlzeit) · **Für 1 Liter:**

1 unbehandelte Limette *¼ unbehandelte Gurke* *2–3 Stängel Minze*

1. Limette mit heißem Wasser gründlich waschen und halbieren. Saft aus einer Hälfte pressen und in eine Karaffe oder einen Krug geben. Andere Limettenhälfte in Scheiben schneiden. Gurke waschen und in Scheiben schneiden. Minze waschen und Blättchen abzupfen.

2. Limetten- und Gurkenscheiben zum Limettensaft geben, Minzblätter zufügen und 1 Liter Wasser zugießen. Aromawasser in den Kühlschrank stellen und ca. 12 Stunden ziehen lassen. Gurken-Limetten-Wasser gut gekühlt genießen.

Goldene Milch

Zubereitungszeit: ca. 10 Min. · **Für 1 Portion:**

1 kleines Stück Kurkumawurzel (ca. 1 cm)
1 kleines Stück Ingwer (ca. 1 cm)
1 TL Kokosöl
200 ml Pflanzenmilch (z.B. Hafermilch)
frisch gemahlener Pfeffer
1 TL Süßungsmittel (z.B. Honig, Agavendicksaft, Ahornsirup)
Zimt nach Belieben

1. Kurkuma und Ingwer schälen und fein reiben. Kokosöl bei geringer Hitze in einem Topf schmelzen und Kurkuma und Ingwer darin kurz unter Rühren hell andünsten.

2. Pflanzenmilch zugeben und mit Pfeffer würzen. Bei geringer Hitze einige Minuten köcheln lassen. Süßungsmittel zugeben, nach Belieben Zimt zufügen und 1 weitere Minute leicht köcheln lassen. Goldene Milch nach Belieben abseihen. Warm genießen.

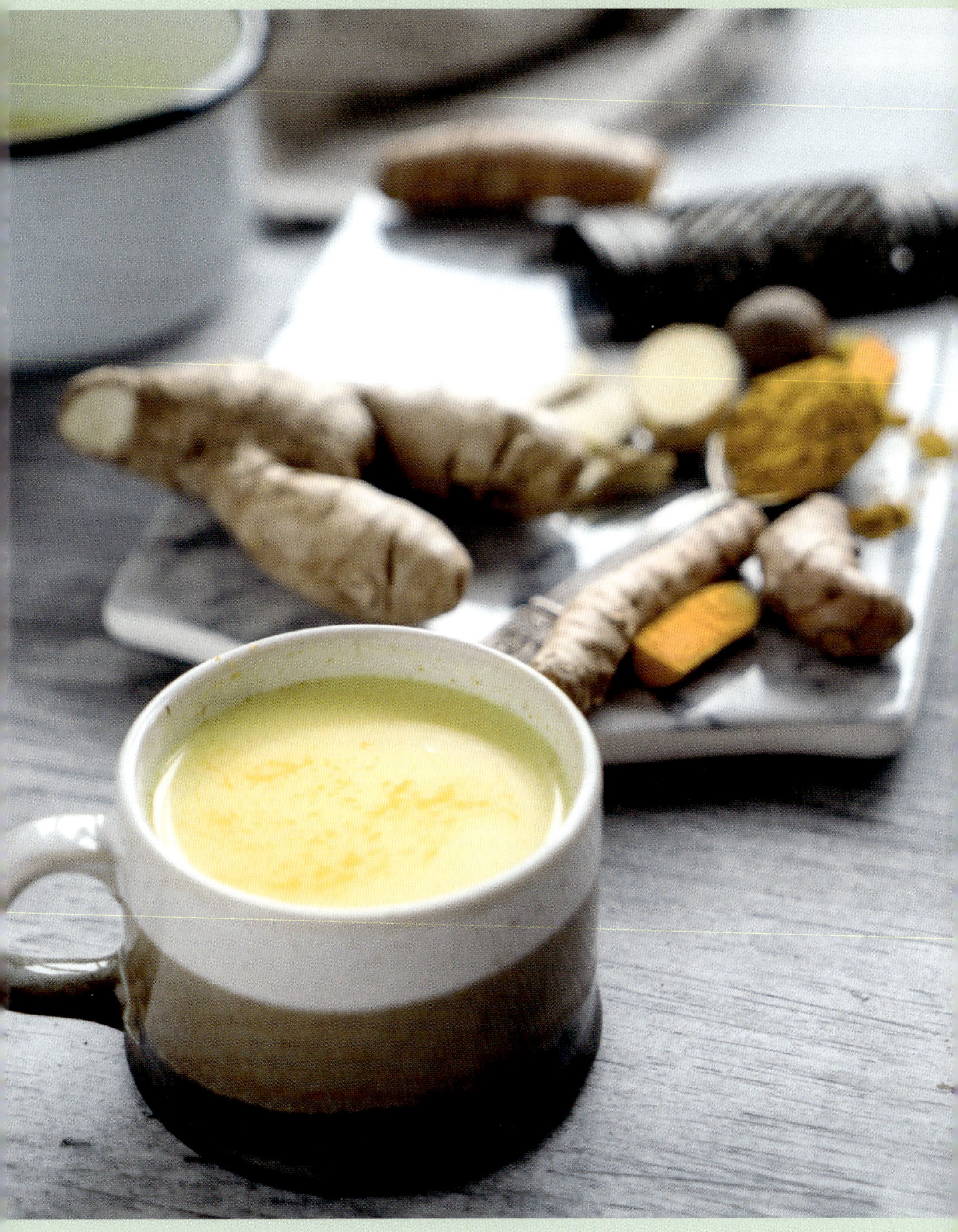

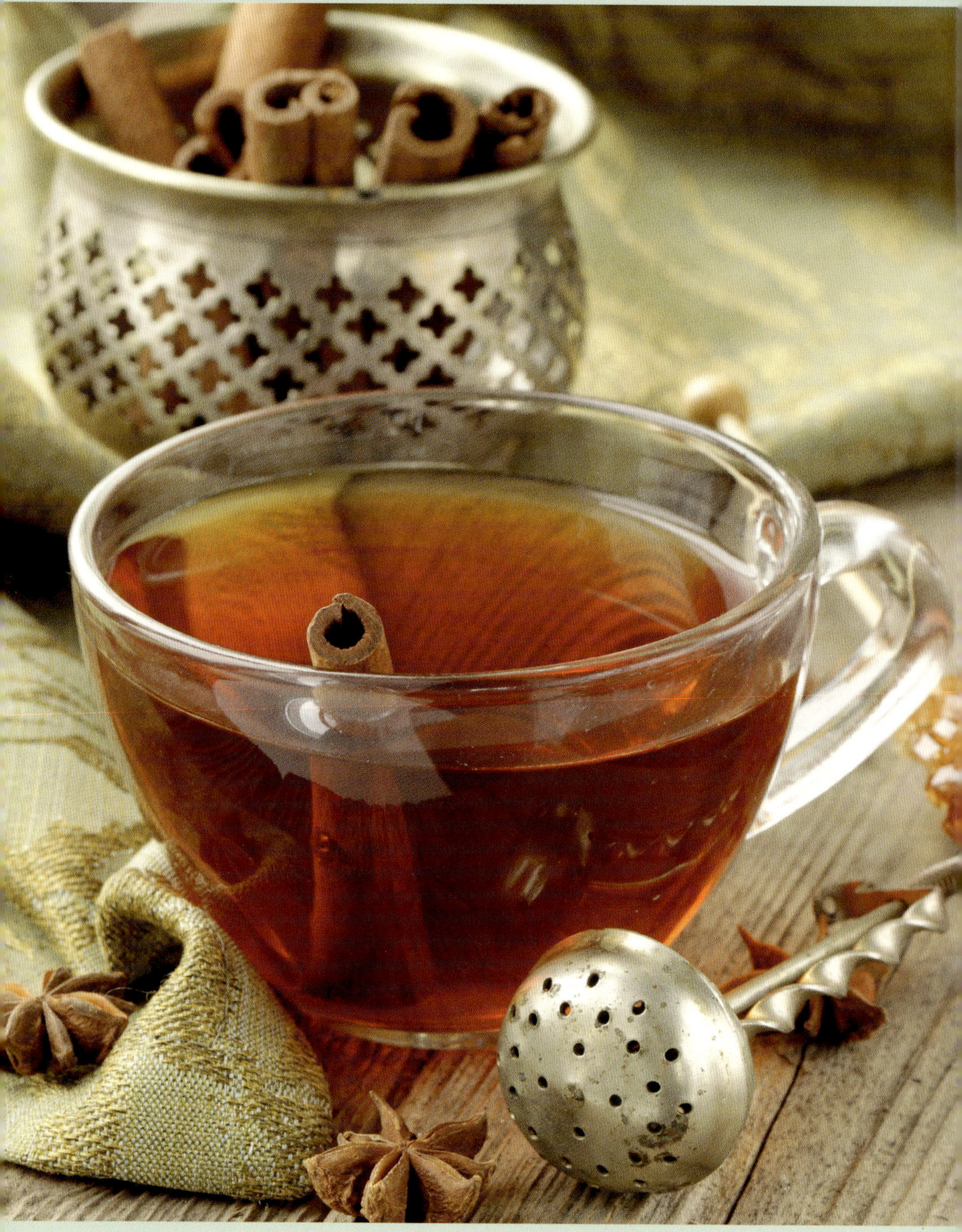

Ayurvedischer Gewürztee

Zubereitungszeit: ca. 10 Min. (+ ca. 15 Min. Ziehzeit) · **Für 1 Liter:**

1 TL Koriandersamen
1 TL Kardamomsamen
1 TL Fenchelsamen
1 kleines Stück Ingwer
1 Zimtstange
2–3 Anissterne
1 Prise Cayennepfeffer nach Belieben
1–2 EL Ahornsirup

1. Koriandersamen, Kardamomsamen und Fenchelsamen getrennt grob mörsern. Ingwer schälen und fein reiben. Gemörserte Samen und Ingwer in einen kleinen Topf geben. Zimtstange und Anissterne zufügen. 1 Liter Wasser zugießen und nach Belieben mit 1 Prise Cayennepfeffer würzen. Alles ca. 4 Minuten köcheln lassen.

2. Ayurvedischen Gewürztee vom Herd nehmen und ca. 15 Minuten ziehen lassen. Mit Ahornsirup abschmecken und genießen.

24-Stunden-Detox

Sie haben keine Lust auf langwierige Kuren und minutiöse Planung? Dann ist die 24-Stunden-Entschlackung genau das richtige Programm für Sie. Stoffwechselrückstände werden abgebaut, die Verdauung kommt in Schwung und Ihr Wohlbefinden steigt. Bei einem Detoxtag wird Ihr Organismus weniger belastet und Sie fühlen sich automatisch fitter. An diesem Tag nehmen Sie nur Flüssigkeiten zu sich.

Welche Getränke unterstützen den Detox-Effekt?

Beginnen Sie den Tag statt mit einer Tasse Kaffee mit einem Glas warmem Wasser. Gleich nach dem Aufstehen starten Sie so gesund in den Tag. Das Wasser vertreibt die Müdigkeit und weckt Ihre Lebensgeister. Zudem werden die Körperfunktionen sanft angeregt und der Flüssigkeitsverlust der Nacht ausgeglichen. Trinken Sie über den Tag verteilt stilles Wasser, Ingwerwasser oder Kräutertee.

Kurze Regeln für das 24-Stunden-Entschlackungsprogramm

- An diesem Tag verzichten Sie auf Zucker, Weißmehl & Co.
- Nikotin, Kaffee und Alkohol sind tabu.
- Unterstützen Sie den Entlastungstag durch Spaziergänge, Schwimmen und Yogaübungen (siehe Übungen auf S. 86–95).
- Verzichten Sie auf einen vollen Terminkalender und planen Sie an diesem Tag nichts Anstrengendes ein.
- Schlafen Sie aus! Das regeneriert die Haut, stärkt das Immunsystem und der Körper kann sich um die Entschlackung kümmern.
- Trinken Sie genügend! Das ist wichtig, um Giftstoffe abzutransportieren und den Stoffwechsel anzukurbeln.

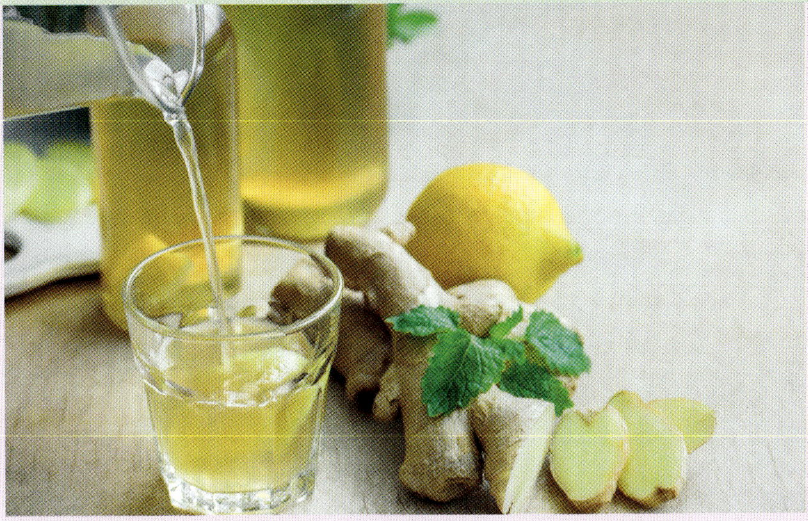

Ingwerwasser – ideal fürs Detox

Ingwertee regt die Verdauung an und eignet sich ideal für einen Detox-Tag. Schneiden Sie ein Stück frischen Ingwer in Scheiben und übergießen Sie diese mit heißem, nicht mehr kochendem Wasser. Je nach Geschmack bis zu 20 Minuten ziehen lassen. Nach Belieben verfeinern Sie das Ingwerwasser mit einem Spritzer Zitronensaft, Minze oder Salbei.

Extra-Tipps für den Detox-Tag

Gifte und Stoffwechselprodukte scheiden Sie nicht nur über die Verdauung, sondern auch über die Haut aus. Gönnen Sie Ihrer Haut deshalb eine Extraportion Pflege. Kurbeln Sie den Entgiftungsprozess mit Bürstenmassagen an und nehmen Sie am Abend ein basisches Vollbad. Auch das wirkt unterstützend: Basisches Badesalz ins Wasser geben und mindestens 30 Minuten in der Wanne bleiben. Haben Sie keine Badewanne, machen Sie einfach ein basisches Fußbad.

Wochenend-Detox

Die Tipps aus dem Beispielplan für ein 24-Stunden-Detox gelten auch für das Wochenend-Detox. Einziger Unterschied: Sie dürfen essen! Ein freies Wochenende bietet sich hervorragend dafür an, sich selbst zu verwöhnen und den Körper zu entschlacken. Für Ihr Wochenend-Detox können Sie aus unseren Rezepten wählen und sich aus dem Rezeptteil ganz nach Ihrem Geschmack Ihr Detox-Menü zusammenstellen.

Menü-Vorschlag fürs Wochenend-Detox

Morgens

Starten Sie morgens mit einem Ingwertee oder einem Glas Zitronenwasser. Ein leckerer Smoothie eignet sich gut als leichtes Frühstück. Alternativ wählen Sie eine Smoothie-Bowl (sieh S. 100/101) oder probieren ein basisches Müsli (siehe S. 110).

Mittags

Zeit für einen köstlichen Salat! Wie wäre es mit einem schmackhaften Süßkartoffel-Grünkohl-Salat (siehe S. 122)? Oder ist Ihnen der Rotkohlsalat mit Apfel (siehe S. 125) lieber? Stöbern Sie in den Rezepten und finden Sie Ihren neuen Lieblingssalat.

Abends

Abends sind leichte Suppen und Gemüsegerichte ideal. Sie belasten nicht und sorgen für einen guten Schlaf. Probieren Sie z. B. das Blumenkohl-Kichererbsen-Curry (siehe S. 134) oder das bunte Gemüse in Kokosmilch (siehe S. 140).

Tipps für das Wochenend-Detox

- Verzichten Sie auf Zucker, Weißmehl & Co.
- Auch Nikotin, Kaffee und Alkohol sind tabu.
- Planen Sie Ihre Mahlzeiten für das gesamte Wochenende und kaufen Sie alle benötigten Zutaten vor dem Start des Detox-Wochenendes ein.
- Nutzen Sie das Wochenende, um zur Ruhe kommen. Meditieren Sie, machen Sie Yoga (siehe Übungen auf S. 86—95) und unternehmen Sie einen ausgedehnten Spaziergang in der Natur.
- Um sich ganz auf sich konzentrieren zu können, sollte Ihr Terminkalender an dem Wochenende so frei wie möglich bleiben.
- Wie beim 24-Stunden-Detox gilt auch beim Detox-Wochenende: Ausschlafen! Auch ein erfrischender Power-Nap am Nachmittag ist zu empfehlen.
- Die Flüssigkeitsversorgung beim Detox ist extrem wichtig, da so am besten die Giftstoffe abtransportiert werden. Trinken Sie also genügend! Idealerweise stilles Wasser, Kräutertees und Aromawasser.

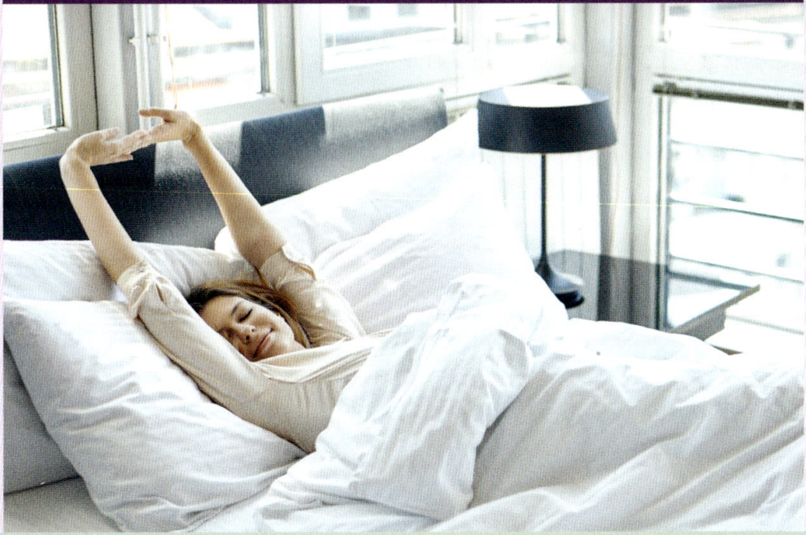

7-Tage-Detox

Basenfasten lässt sich problemlos in den Alltag integrieren und eignet sich ideal für ein 7-Tage-Detox. Es ist die perfekte Methode, um sanft und unkompliziert zu entgiften. Stellen Sie sich einfach Ihre Mahlzeiten aus dem Rezeptteil zusammen und schlemmen Sie jeden Tag ganz nach Lust und Laune.

Etwas Planung muss sein

Am besten funktioniert das 7-Tage-Detox, wenn Sie vorher etwas Zeit in die Planung investieren. So starten Sie ganz entspannt in Ihre Basenwoche. Beginnen Sie am besten an einem Freitag, so fallen eventuelle Müdigkeit oder leichte Schwächegefühle, die durch die Ernährungsumstellung auftreten können, nicht auf einen

Tipps zur Vorbereitung

- Planen Sie Ihre Mahlzeiten für die 7 Tage, auch zum Mitnehmen ins Büro.
- Denken Sie auch an basische Snacks.
- Kaufen Sie alle Zutaten vor dem Start der Basenwoche ein.
- Gönnen Sie sich während der Basenwoche Wellness-Auszeiten und vereinbaren Sie nach Wunsch Termine für Massagen & Co.
- Reduzieren Sie in der Woche davor Ihren Kaffeekonsum.
- Versuchen Sie auf Zigaretten und Alkohol zu verzichten.
- Räumen Sie säurebildende Lebensmittel wie Schokolade, Alkohol, Nudeln und Brot außer Sichtweite. Denken Sie auch an Ihren Kühlschrank!
- Stellen Sie sich innerlich auf die Basenwoche ein.

Basenwoche Beispielplan

Frühstück: Frisch gemixter Smoothie, kleiner Obstsalat oder basisches Müsli, alternativ Banane oder Apfel
Mittagsessen: Salat und Gemüse roh und/oder gegart
Snacks: Grünkohlchips, Energiebällchen, Trail-Mix
Abendessen: gegartes Gemüse, Gemüsesuppe, Kitchari
Getränke: stilles Wasser, Kräutertees
außerdem:

- leichte Bewegung
- Massagen, Basenbäder
- ausreichend Schlaf

Arbeitstag. Manchmal fühlen Sie sich die ersten ein, zwei Tage etwas schlapper als sonst. Das ist eigentlich immer dann der Fall, wenn Sie es gewohnt sind, viel Kaffee zu trinken. Ihr Körper reagiert dann auf den Koffeinentzug. Das können Sie vermeiden, indem Sie bereits einige Tage vor der Detoxwoche Ihren Kaffeekonsum reduzieren. Vielleicht schaffen Sie es sogar, ganz auf den Kaffee zu verzichten. Ihren Kreislauf bringen Sie mit Bürstenmassagen, Wechselduschen und Yogaübungen in Schwung.

Messen Sie Ihre Entsäuerung

Wenn Sie wissen möchten, wie gut Sie entsäuern, können Sie sich in der Apotheke ein Indikatorpapier besorgen und den pH-Wert messen. Da die Säureausscheidungen im Laufe eines Tages schwanken, ist es empfehlenswert, sich ein Tagesprofil anzulegen. Messen Sie einfach mehrmals pro Tag zu unterschiedlichen Zeiten, dann haben Sie eine gute Übersicht. Für den Erfolg Ihrer Basenwoche sind die Ergebnisse jedoch nicht entscheidend, denn sie treffen nur eine recht grobe Aussage über die freien Säuren im Urin. Viel wichtiger ist: Wie fühlen Sie sich? Sind Sie fit und ausgeglichen, leistungsfähiger und energiegeladen? Ja? Dann haben Sie Ihr Ziel erreicht!

Register

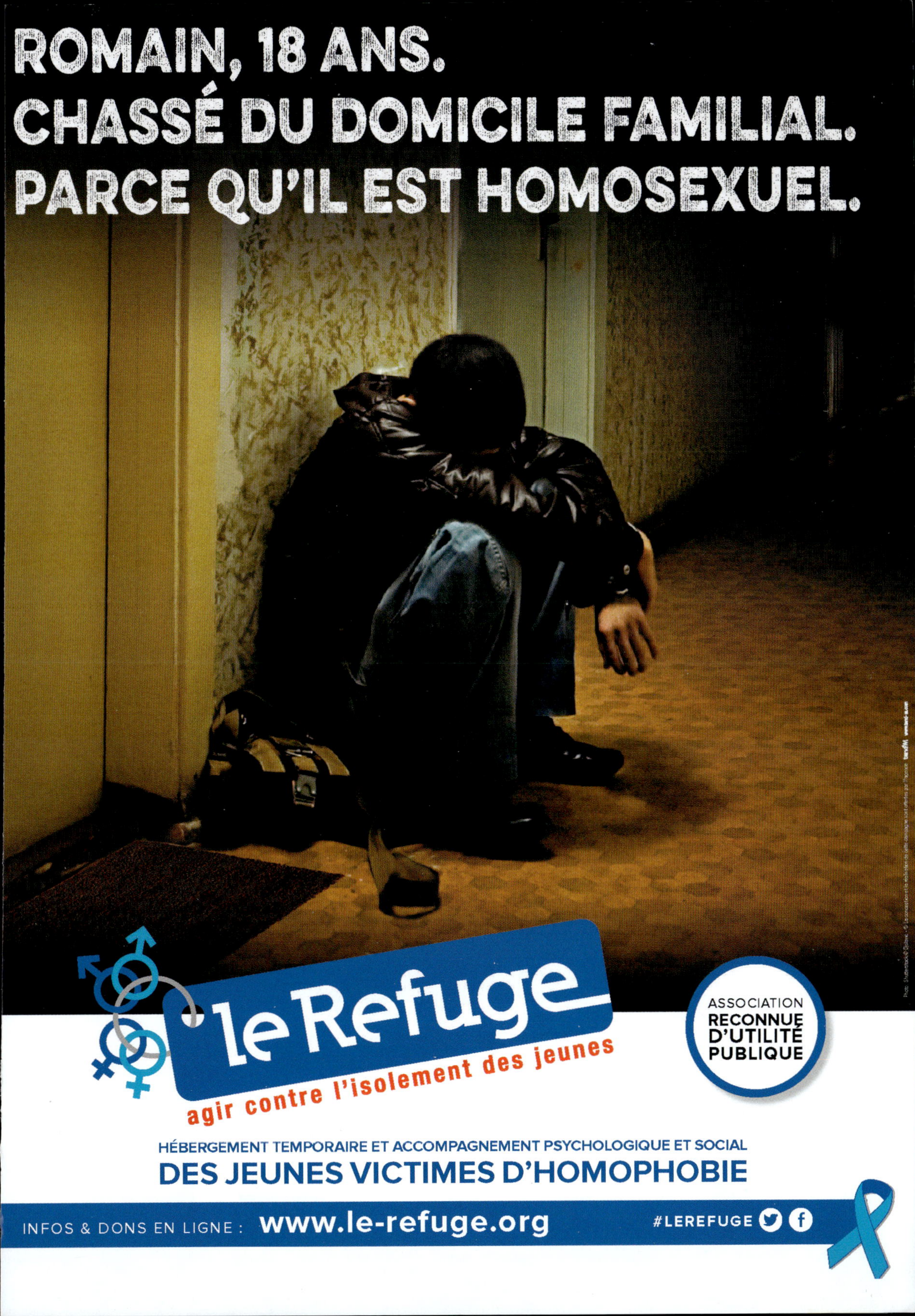
ROMAIN, 18 ANS.
CHASSÉ DU DOMICILE FAMILIAL.
PARCE QU'IL EST HOMOSEXUEL.
le Refuge
agir contre l'isolement des jeunes
ASSOCIATION RECONNUE D'UTILITÉ PUBLIQUE
HÉBERGEMENT TEMPORAIRE ET ACCOMPAGNEMENT PSYCHOLOGIQUE ET SOCIAL
DES JEUNES VICTIMES D'HOMOPHOBIE
INFOS & DONS EN LIGNE : www.le-refuge.org
#LEREFUGE

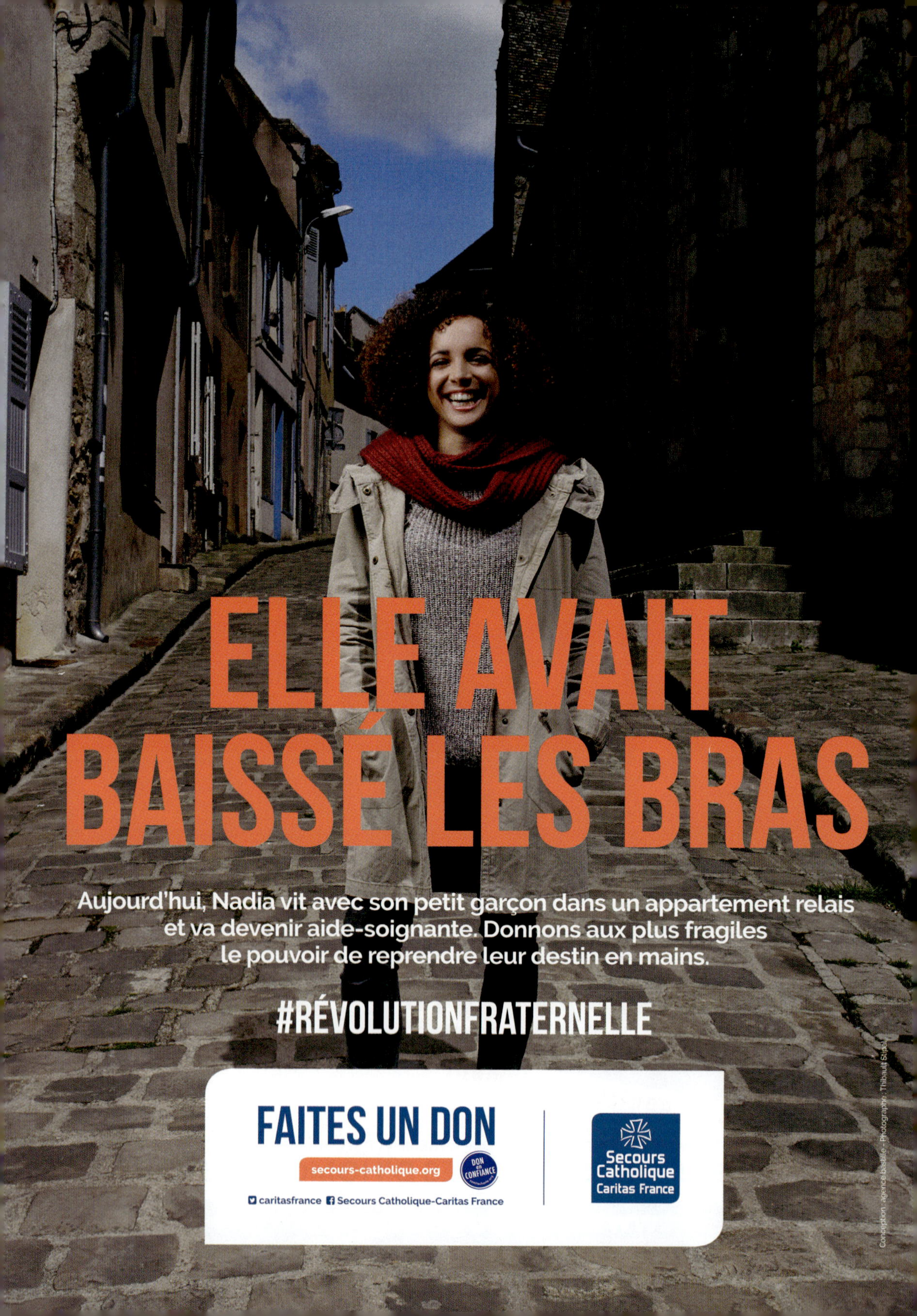
ELLE AVAIT
BAISSÉ LES BRAS
Aujourd'hui, Nadia vit avec son petit garçon dans un appartement relais et va devenir aide-soignante. Donnons aux plus fragiles le pouvoir de reprendre leur destin en mains.
#RÉVOLUTIONFRATERNELLE
FAITES UN DON
secours-catholique.org
DON en CONFIANCE
caritasfrance
Secours Catholique-Caritas France
Secours Catholique
Caritas France
Conception : agence bastille - Photographe : Thibault Stipal

SOLIDARITÉ - ENTRAIDE

QUAZAR - CENTRE LGBT D'ANGERS

32, avenue de Chanzy ✆ 02 41 88 87 49
www.quazar.fr
Possibilité de réception sur rendez-vous. Permanence le samedi de 17h à 19h.

Cette association est membre de la fédération LGBT et lutte, de manière générale, contre toutes les formes de discriminations sexuelles ou de mœurs, ou encore contre celles liées aux problématiques de genre. Autre mission : faire connaître la communauté LGBT en intervenant publiquement en faveur de ses droits. Ses permanences ont lieu chaque samedi, et l'on peut aussi prendre rendez-vous pour plus de confidentialité. Quazar organise aussi des conférences, des débats, des soirées festives, et anime son propre magazine d'information, un jeudi sur deux, sur Radio G.

ENTRAIDE

ALLO ENFANCE MALTRAITÉE

✆ 119
www.allo119.gouv.fr
Pas d'accueil physique, mais accueil téléphonique 24h/24.

En composant le 119, les enfants et adultes peuvent exposer une problématique avérée ou supposée. 45 écoutants accueillent les appels 24h/24 et 7j/7. Y sont traitées les violences (psychologiques, physiques et sexuelles) subies par les enfants, notamment au sein de la famille ou en institution, mais aussi la négligence, le délaissement, les conflits parentaux, les violences conjugales, les fugues, les mineurs en errance, le racket, les contenus choquants sur Internet, le cyber-harcèlement, les dérives sectaires ou les jeux dangereux. Tous les adultes devraient faire mémoriser ce numéro gratuit aux enfants, d'autant qu'il n'apparaît pas sur les factures détaillées pour préserver l'appelant.

ENTRAIDE

CHIENS GUIDES D'AVEUGLES DE L'OUEST

1, rue des Brunelleries - **BOUCHEMAINE** ✆ 02 41 68 59 23
www.chiens-guides-ouest.org
Ouvert du lundi au vendredi de 8h30 à 12h30 et de 13h30 à 17h30.

Les Chiens guides d'aveugles de l'Ouest ont besoin de toutes les bonnes volontés. Les chiots sont accueillis dans la famille, vont à l'école en semaine et passent le week-end en famille ! Passé leurs 20 mois, ils peuvent commencer à remplir leur rôle. Être famille d'accueil est une lourde responsabilité, mais on y gagne beaucoup. En plus du plaisir d'avoir un chien à la maison, on contribue à la démarche d'améliorer le quotidien d'une personne non voyante en l'aidant à retrouver de l'autonomie. Le plus dur est de devoir s'en séparer, mais pourquoi ne pas en reprendre un ?

ENTRAIDE

EMMAÜS

Le Sauloup - **SAINT-JEAN-DE-LINIÈRES** ✆ 02 41 39 73 39
www.emmaus49.com
Ouvert le lundi et le mercredi de 14h à 17h30 ; le samedi de 10h à 12h et de 14h à 17h30.

Se rendre à Emmaüs, c'est à la fois se faire plaisir en allant chiner et faire un geste solidaire. La communauté ne vit que de la récupération de matériel et du don d'objets. Des meubles aux petits appareils électroménagers en passant pas les livres, les vêtements ou la vaisselle, tout est vendu à des prix dérisoires ! Le site offre une partie récupération (ou l'on peut déposer ses objets), un coin déchetterie et un point de vente ouvert trois jours par semaine. Toutes les deux à trois semaines, le magasin propose des ventes thématiques : bijoux, maroquinerie, etc. L'ambiance de la journée consacrée aux disques, notamment, est digne de celle de l'ouverture des soldes dans un grand magasin !

ENTRAIDE

FILETS SOLIDAIRES

Lieux de collecte et horaires à consulter sur la plaquette de la Carte Partenaires/CEZAM.

Les possesseurs de la carte Partenaires ne sauraient se priver de ces paniers de fruits et légumes pour une bouchée de pain. Le quotient familial détermine le montant exact à payer pour chacun. Si on ne peut pas choisir le contenu des paniers, on trouve malgré tout son bonheur dans les 5 kg achetés. Parfois, un chou-fleur ou un céleri rave prendra une grosse place dans votre sac, mais il reste toujours les carottes, poireaux et pommes de terre en hiver, tomates et courgettes en été. Les produits ne suivent pas toujours les saisons et il faut parfois vite les consommer tant ils sont avancés ! Mais c'est une belle opportunité pour cuisiner des légumes qu'on n'aurait pas pensé à acheter.

ENVIRONNEMENT

LPO ANJOU

35, rue de la Barre ✆ 02 41 44 44 22
www.lpo-anjou.org/
Ouvert le lundi, le mardi, le jeudi et le vendredi de 9h à 12h30 et de 14h à 17h ; le mercredi de 9h à 12h

« Ouvrez, ouvrez la cage aux oiseaux ! » Nul besoin de chanter la célèbre chanson de Pierre Perret aux membres de la LPO d'Anjou, ils la connaissent sans doute par cœur ! Créée en 1976 par une trentaine d'ornithologues, cette structure sillonne le département pour y étudier les oiseaux non domestiques et leurs milieux naturels, et ce afin de mettre en œuvre tous les moyens de les protéger efficacement. La LPO intervient par ailleurs auprès des pouvoirs publics ainsi qu'auprès du grand public, en organisant gratuitement ou pour des sommes très modiques une cinquantaine de sorties pédagogiques par an, sur les thèmes de la biodiversité, des chants d'oiseaux, de leurs activités nocturnes...

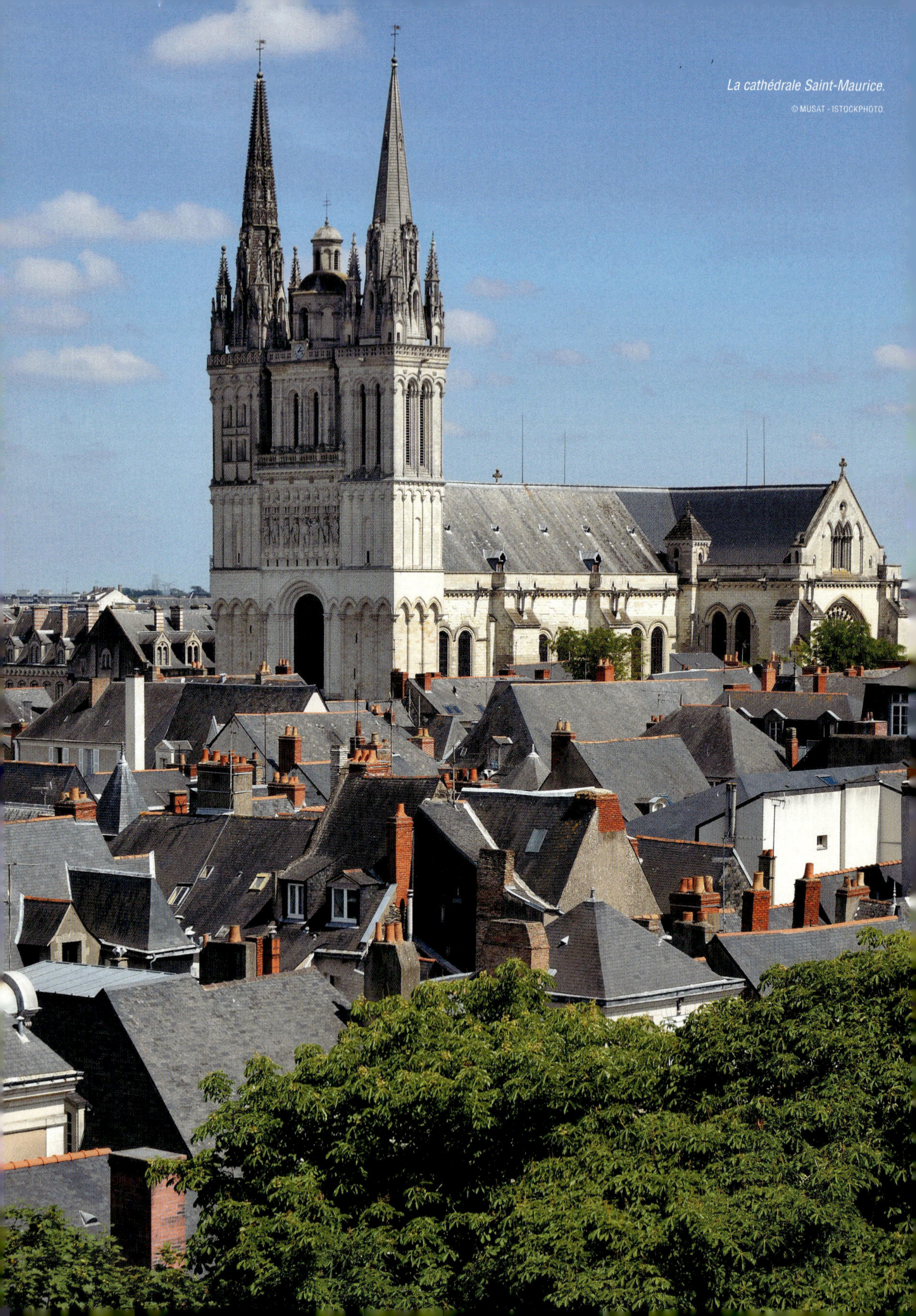

La cathédrale Saint-Maurice.

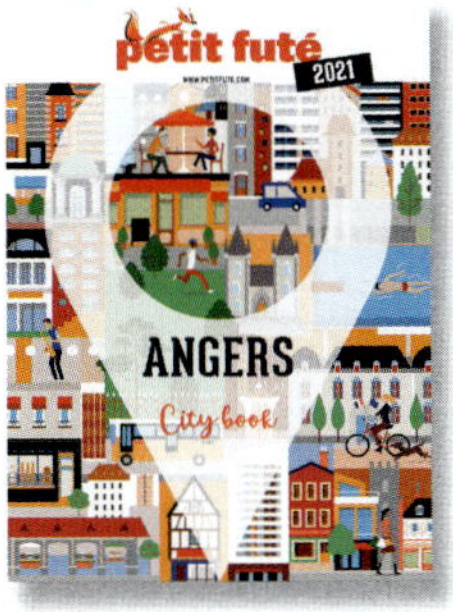

INDEX

Impressum

Erfahren Sie mehr!

www.garant-verlag.de
ISBN 978-3-7359-1933-5

Komplettproducing: twinbooks, München (Eva Hutter)
Texte: Jana Lösch für twinbooks, München
Alle Abbildungen © Shutterstock Images; Coverabbildungen © Shutterstock Images: Elizaveta Galitckaia; Lukas Gojda; Ben Schonewille; CCCATCHA; elenabsl; Yulia Davidovich; Capifrutta; Lyudmila Mikhailovskaya